Der PraxisRatgeber

Homöopathie für Katzen

W0298179

Hilke Marx-Holena

Der PraxisRatgeber

Homöopathie für Katzen

blv

»Ich bin froh, dass es die Homöopathie gibt!«, betonte eine Katzenhalterin dankbar, weil ihre Katze durch diese einzigartige Heilmethode von ihrem hartnäckigen Schnupfen geheilt werden konnte. Nicht nur alltägliche Beschwerden oder »Wehwehchen« der Katze sind durch Homöopathie erfolgreich zu behandeln, sondern auch schwere Erkrankungen – wobei diese einen sachkundigen Homöopathen erfordern. Weniger Erfahrene können ihrer Katze bei ernster Erkrankung homöopathisch helfen, indem sie Homöopathie in Absprache mit dem Tierarzt, begleitend zur Schulmedizin, anwenden. Die Besonderheit meines Ratgebers liegt darin, Ihnen größtmögliche Information und Qualität bei guter Übersicht in einem handlichen Format zu bieten. Zudem ist jede homöopathische Arznei mit sachgemäßer Dosierung genannt. Durch die klare Aufteilung und Anordnung der einzelnen Krankheitsteile werden Sie das gesuchte Kapitel und die darin aufgeführten Arzneien auf einen Blick finden. Auch legte ich viel Wert darauf, Ihnen die Grundlagen der Homöopathie eingehend zu erläutern und Ihnen Empfehlungen für die homöopathische Hausapotheke zu geben. Wichtig ist außerdem das Kapitel Erste Hilfe für Ihre Katze, worin allerhand homöopathische Heilanzeigen in übersichtlicher Gliederung enthalten sind. Dieser Ratgeber verbindet althergebrachtes Wissen, überlieferte Erfahrungen, bewährte Heilanzeigen und meine tierhomöopathische Erfahrung aus einigen Jahren Praxis und Beratung. Bitte wenden Sie sich an einen Tierarzt, wenn es die Erkrankung Ihrer Katze erforderlich macht.
Ich bin 1955 geboren, verheiratet, Mutter von 3 erwachsenen Kindern und Halterin von 2 Hunden. In der Vergangenheit lebte ich mit Katzen zusammen, machte Erfahrungen in ihrer Aufzucht und bin ein großer Katzenfreund.
Mein Studium der klassischen Homöopathie, das 1982 unter der Leitung eines Arztes der Homöopathie begann, schloss ich einige Jahre später erfolgreich ab und bilde mich fortlaufend weiter. Zudem habe ich eine Ausbildung zur Tierheilpraktikerin absolviert, bin seit über 13 Jahren in eigener Fahrpraxis tätig und spezialisiert auf Homöopathie für Tiere, vor allem für Pferde, Hunde und Katzen.
Herzlich danke ich meinem Mann Volker und Viola Hauser für ihren Beistand und Rat. Ich hoffe, Sie, liebe Katzenfreundinnen und -freunde, finden in dem Ratgeber die Informationen, um Ihrer Katze bei Erkrankung oder Verhaltensauffälligkeit helfend und heilend zur Seite zu stehen.

Hilke Marx-Holena
www.homoeopathie-pferde-hunde.de
hil.ma-tierhomoeopathie@t-online.de

GRUNDLAGEN DER HOMÖOPATHIE

Zur Geschichte

Der Arzt und Chemiker Dr. Samuel Hahnemann ist der Begründer der Homöopathie. Im Jahre 1790 unternahm er seinen berühmten Selbstversuch mit Chinarinde, der als Geburtsstunde der Homöopathie gilt. Dabei spürte er Symptome, die Ähnlichkeit mit den Symptomen von Malaria haben. Das war der Beginn für viele weitere Forschungen; erst 1796 ging er mit seiner »Homöopathik« an die Öffentlichkeit. Hahnemann begründete und entwickelte nicht nur die homöopathische Medizin, sondern auch das gesamte Verfahren zur Herstellung ihrer Arzneien.
Die homöopathische Anwendung am Tier geht auf das Jahr 1815 zurück, wobei Hahnemann zur »Homöopathie der Haustiere« 1929 öffentlich Stellung nahm. Mit Verbreitung der Homöopathie für Mensch und Tier im In- und Ausland kam es zu weiteren bedeutenden Fortschritten. Die Homöopathie ist heute eine anerkannte, hochaktuelle Heilmethode für große und kleine Tiere.

Arzneiausgangsstoffe der Homöopathie

Arzneiurstoffe der Homöopathie stammen aus dem Reich der **Pflanzen, Tiere und Mineralien** (sowie Metalle). Hinzu kommen unschädlich gemachte Krankheitsprodukte (z. B. Tuberkelbazillen), die als **Nosoden*** bezeichnet werden (z. B. *Tuberculinum*). Bestimmte Arzneiurstoffe wie z. B. Causticum resultieren aus dem chemischen Labor. (*Durch deutsche Gesetzänderung erhalten Sie bestimmte Nosoden in Österreich und der Schweiz. Zu den Bezugsquellen siehe das Kapitel »Die Homöopathische Apotheke«, Seite 16.)

Arzneimittelprüfung (AMP)

»Was eine Arznei bewirkt, wird durch Prüfung am Gesunden festgestellt«, lautet das erste Grundprinzip der klassischen Homöopathie. Die Durchführung von Arzneimittelprüfungen an gesunden Menschen unterliegt genauen Bestimmungen. Bis heute prüft immer noch der Mensch für das Tier althergebrachte und neue Arzneistoffe der Homöopathie, um ein möglichst vollständiges Arzneibild derjenigen Arznei zu erhalten. Obwohl inzwischen verschiedene Ergebnisse vom Tier vorliegen, können wir in der Tierhomöopathie nicht darauf verzichten, menschliche Arzneisymptome auf das Tier zu übertragen. Im Gegenteil, wir sind sehr dankbar, dass es sie gibt!

Arzneibild/Krankheitsbild

In der Homöopathie hat jeder geprüfte Arzneistoff sein »Arzneibild«. Das Arzneibild einer Arznei setzt sich vor allem aus Symptomen von Körper, Seele und Geist zusammen, welche der Arzneistoff an gesunden Menschen mehrmals hervorgerufen hat (festgestellt durch Arzneiprüfung). Zudem beinhaltet ein Arzneibild Erkenntnisse, die z. B. aus der Lehre der Vergiftungen (Toxikologie), der Pharmakologie, Klinik und Praxis stammen. Wird eine Katze krank, so zeigt sich ihr Kranksein durch Krankheitssymptome, wobei jede Katze – neben den allgemein bekannten Symptomen der Krankheit – ihre individuellen Krankheitssymptome haben und äußern wird. Man spricht hier auch vom »Krankheitsbild« eines Kranken in seiner Ganzheit von Körper-Seele-Geist. Vor der Arzneiwahl steht die Suche nach Ähnlichkeit zwischen dem Krankheitsbild der kranken Katze und den Arzneisymptomen einzelner Arzneibilder, wobei man sehr oft die von Menschen geprüften Arzneisymptome auf die Katze übertragen muss.

Ähnlichkeitsregel

»Ähnliches möge durch Ähnliches geheilt werden.« Vereinfacht gesagt: Man wähle in jedem Krankheitsfall eine Arznei, die ähnliches Leiden erregen kann, als sie heilen soll. Ein kleines Beispiel kann die Ähnlichkeitsregel im Ansatz verdeutlichen: Beim Schälen und Zerteilen einer Küchenzwiebel *(Allium cepa)* werden Sie evtl. Folgendes spüren: Ihre Augen tränen (sehr), die Tränen brennen und sind nicht wundmachend, Ihre Nase juckt und läuft und wird evtl. wund, mit Verschlechterung in Wärme und Besserung im Freien. Treten ähnliche Symptome bei einer Erkrankung auf, kann potenzierte *Allium cepa* die Arznei der Wahl sein!
Hinweis: Homöopathie meint Ähnlichkeit, nicht Gleichheit! Denn »Gleiches möge durch Gleiches behandeln werden« entspricht der Isopathie (iso = gleich; pathos = Leiden). Daher wird in der Homöopathie z. B. nach Bienenstich nicht generell hochpotenzierte *Apis* (Honigbiene) gegeben, sondern die Arznei, welche die größte Ähnlichkeit mit den Symptomen der verletzten Katze hat.

Was bedeutet Potenzierung?

In jeder Pflanze, jedem Tier, Mineral (sowie Metall) oder andersartigen Arzneiurstoff »wohnt« eine ihm eigene Kraft oder Dynamik. Dr. Hahnemann entwickelte ein Verfahren, um diese Kraft zu wecken, und nannte es Dynamisieren bzw. Potenzieren. Gemeint ist das schrittweise Verdünnen und Verschütteln (oder Verreiben) eines Arzneiurstoffes. Nach jedem Schritt einer

Verdünnung werden mindestens 10 Schüttelschläge gemacht (dem entsprechend erfolgt die Verreibung). Je höher ein Arzneistoff potenziert ist, desto dynamischer wird er. Je tiefer ein Arzneistoff potenziert ist, desto »urstofflicher« ist er.

Die verschiedenen Potenzen

D-Potenzen sind im Verhältnis 1:9 = 10 hergestellt (Dezimal-Skala):
1 Teil Arzneiurstoff und 9 Teile Trägerstoff (Alkohol, Rohr-/Milchzucker).
C-Potenzen sind im Verhältnis 1:99 = 100 hergestellt (Centesimal-Skala),
1 Teil Arzneistoff und 99 Teile Trägerstoff.
Q-Potenzen sind 50.000er-Potenzen, die in einem komplizierten Verfahren hergestellt werden. Das Q steht für Quinquagintamillesimal (1: 50.000).
LM-Potenzen (L = 50, M = 1000) sind auch 50.000er-Potenzen, wobei sich Q- und LM-Potenzen in ihrer Herstellung pflanzlicher Urstoffe voneinander unterscheiden.

Tiefe, mittlere, hohe Potenzen
Tiefe Potenzen: D1 bis D6 / C1 bis C3
Mittlere Potenzen: D8 bis D12 und bis D28 / C4 bis C14
Hochpotenzen: ab D30 und C30 und höher
Q- und LM-Potenzen gehören im Prinzip zu den Hochpotenzen, können aber etwas häufiger als diese wiederholt werden.
Wirkungsebene: Eine sehr allgemeine, aber mitunter hilfreiche Richtlinie lautet: Tiefe Potenzen wirken organotrop (auf Organebene), mittlere Potenzen wirken funktiotrop (auf Ebene organischer Funktionen), Hochpotenzen wirken personotrop (auf die Gesamtheit von Körper-Seele-Geist).

Arzneiformen

Ø steht für Urtinktur oder Ursubstanz
dil. (Dilutio) = Lösung/Tropfen
tabl. (Tabuletta) = Tablette
glob. (Globuli) = Streukügelchen
trit. (Trituratio) = Verreibung (z. B. Pulver)
1 Tablette entspricht 5 Streukügelchen oder 5 Tropfen. Homöopathische Arzneien gibt es auch in Form von Ampullen (für Injektionen), Salben, Externa, Augentropfen und Zäpfchen (Suppositorien).

Arten der Anwendung homöopathischer Arzneien

Die Aufnahme homöopathischer Arzneien erfolgt schnell und gut durch die Maulschleimhaut! Durch schnell Abgeschlucktes (z. B. Arzneien in festem Futter) ist die Aufnahme durch die Maulschleimhaut Ihrer Katze nicht günstig. Verabreichen Sie Ihrer Katze vorzugsweise Globuli oder Tabletten, da Tropfen Alkohol enthalten. Verweigert Ihre Katze eine trockene Gabe von Tabletten/ Globuli, dann lösen Sie diese in ½ Esslöffel Wasser auf. Weil Katzen mit Arzneianwendungen wählerisch sein können, probieren Sie, welche der Anwendungsarten für Ihre Katze geeignet ist.

Globuli und Tabletten: **1.** Nehmen Sie die Globuli zwischen Zeigefinger und Daumen und legen Sie diese in das Maul Ihrer Katze. **2.** Zerdrücken Sie mit einer Löffelspitze die Tablette, befeuchten Sie den Löffel oder Ihre Fingerspitze, streichen Sie damit durch das Pulver und streichen Sie dieses Ihrer Katze ins Maul oder auf die Zunge **3.** Lösen Sie die Tablette/Globuli in ½ Esslöffel Wasser auf und geben Sie es ihr in z. B. Honig, Eigelb, Sahne, Brühe. **4.** Auflösen der Tablette/Globuli in 1 Esslöffel Wasser, Einmalspritze aufziehen und Ihrer Katze (ohne Kanüle) ins Maul spritzen. **5.** Notfalls die Globuli/Tablette in etwas Wasser auflösen und im Napf bereitstellen.

Durch die Haut: Anwendung von homöopathischen Salben oder Tinkturen.

Injektion: Unter die Haut (s.c.), ins Muskelgewebe (i.m.), in die Blutbahn (i.v.): Wird von Sachkundigen gemacht, falls die orale Gabe nicht möglich ist oder weil eine raschere Wirkung vermutet wird, z. B. bei *Lachesis*.

Durch die Darmschleimhaut: Einführen von Zäpfchen in den After, die eine oder mehrere homöopathische Arznei/en enthalten.

Durch die Muttermilch: Das Katzenkind erhält seine angezeigte Arznei durch die Milch seiner Mutter. Hilfreich bei einem großen Wurf und wenig Zeit.

Verabreichung vor oder nach der Fütterung?

Ab 1 Stunde vor oder nach einer Fütterung kann Ihre Katze die homöopathische Arznei erhalten.

Dosierung

»1 Gabe« einer homöopathischen Arznei

In diesem Buch finden Sie den Begriff »Gabe« (1 Gabe = 1 Dosis einer Arznei). Die Größe einer Gabe der Arznei wird in der Homöopathie nicht nach dem Körpergewicht bemessen! Ist die ähnlichste Arznei für Ihre Katze gefunden, dann wirkt sie in der kleinstmöglichen Gabe (Dosis). Daher erhalten kleine und große Katzen eine gleich große Gabe je Arznei.

Beispiel zur Dosierung im Buch: »2–3-mal täglich, max. 6 Gaben«: Damit ist gemeint, dass Sie Ihrer Katze von der Arznei insgesamt 6 Gaben geben können, z. B. 2-mal täglich an 3 Tagen oder 3-mal täglich an 2 Tage. Oder aber es tritt nach 2–3 Gaben Besserung ein, woraufhin Sie die Arznei absetzen! Das »max.« (maximal) ist ein Richtwert der Höchstdosis für die Arznei.

1 Gabe einer Arznei in niedriger, mittlerer, hoher Potenz
ist für Katzenkinder, heranwachsende und erwachsene Katzen:
3–5 Globuli / 1 Tablette / 3–5 Tropfen.

1 Gabe einer Arznei in LM- oder Q- Potenz
ist für Katzenkinder, heranwachsende und erwachsene Katzen:
6–8 Streukügelchen, 6–8 Tropfen.

1 Gabe einer Arznei »in Wasser«
ist für Katzenkinder, heranwachsende und erwachsene Katzen:
je 1 ml der Arznei »in Wasser« (siehe »Dosierung in Wasser« unten).

Dosierung »in Wasser«
Wann anzuwenden: **1.** Wenn die Arznei im akuten Fall statt in niedriger oder mittlerer Potenz nur in Hochpotenz vorrätig ist, aber mehrmals täglich angewandt wird. **2.** Wenn die Arznei in Hochpotenz im chronischen Fall über mehrere Tage angewandt wird. **3.** Wenn eine verfeinerte Gabe oder ansteigende Veränderung der potenzierten Arznei für Ihre kranke Katze vorteilhaft ist.
Herstellung: 100 ml Wasser in ein sauberes Glas oder eine saubere Flasche (mit Deckel) füllen, 3–5 Globuli hineingeben und diese auflösen.
Anwendung: Lösung in der Flasche oder im Glas 2–3-mal kräftig schütteln oder rühren, Einwegspritze bis 1 ml aufziehen und anwenden (siehe »Arten der Anwendung«). Vor jeder weiteren Anwendung ist die Lösung 2–3-mal zu schütteln oder zu rühren. Falls die Anwendung andauert, stellen Sie jeden 3. Tag eine neue Lösung her.

Hinweis zur Dosierung
Bitte beschäftigen Sie sich gründlich mit den Grundlagen der Homöopathie und achten Sie auf die Dosierung. Wer mit der Anwendung homöopathischer Arzneien bei seiner Katze beginnt, sollte mit hochpotenzierten Arzneien achtsam umgehen und diese mit Bedacht dosieren! Hochpotenzen wirken länger anhaltend als mittlere und niedrige Potenzen. Aber auch wenn Sie eine homöopathische Arznei in mittlerer Potenz dauerhaft geben, kann Ihre Katze nach ca. 7–10 Tagen die ersten Prüfungssymptome spüren, woraufhin schwer zu unterscheiden ist, was Krankheitssymptome und was Arzneisymptome sind. Vermeiden Sie es, Ihrem Tier durch lang andauernde Eingabe zu schaden. Die Kraft homöopathischer Arzneistoffe ist nicht zu unterschätzen!

Wiederholung der homöopathischen Arznei

Faustregel: Je akuter bzw. plötzlicher die Beschwerden Ihrer Katze, desto schneller aufeinander kann die Eingabe der passenden Arznei erfolgen (je ¼-, ½-stündlich, 1- oder 2-stündlich, mehrmals täglich). Passt die Arznei, dann wirkt sie meistens rasch. Bessern sich die Beschwerden, wird die Arznei abgesetzt! Sie geben bei akuter Erkrankung nicht mehr als maximal 8–10 Gaben (Hochpotenzen »in Wasser« maximal 6–8 Gaben). Je chronischer die Erkrankung Ihrer Katze, desto seltener sollte sie die Arznei erhalten (z. B. 1-mal täglich über 1–3 Tage oder »in Wasser« mehrere Tage). Bessert sich im chronischen Fall der Allgemeinzustand ihrer Katze, wird dieselbe oder die nächstähnliche Arznei oft erst nach etwa 2–5 Wochen wiederholt bzw. gegeben. Chronische Prozesse brauchen ihre Zeit und oft einen erfahrenen Homöopathen.

Antworten auf häufig gestellte Fragen

Welche Reaktionen sind nach Arzneigabe zu erwarten?
Erstreaktion: Nach homöopathischer Arzneigabe tritt gelegentlich eine Erstreaktion auf, die aber nicht gefährlich ist, sondern zeigt, dass die Arznei Ähnlichkeit mit den Symptomen Ihrer Katze und ihre Selbstheilungskräfte mobilisiert hat. Warten Sie mit der nächsten Gabe, bis diese Reaktion abgeklungen ist! Tritt eine Erstreaktion auf, so ist sie im akuten Fall oft von kurzer Dauer; im weniger akuten und chronischen Fall kann sie Stunden, selten 1–2 Tage andauern. Reagiert Ihre Katze stets empfindlich, dann verwenden Sie besser die Dosierung »in Wasser«.
Die Arznei hilft: Das Befinden Ihrer Katze bessert sich deutlich. Zuerst tritt eine Besserung des Allgemeinbefindens ein (z. B. munterer, vitaler), dann

bessern sich die Symptome, die speziell bei Ihrer Katze aufgetreten sind. Es kann – eher im weniger akuten und chronischen Fall – eine Zunahme von Absonderungen stattfinden, also z. B. zum vermehrten Absatz von Urin oder Kot, Absonderung von Schleim oder Heraustreten/Abschuppen von unterdrückten Hautausschlägen kommen (je nach Art und Dauer der Erkrankung und Konstitution). Der Körper »reinigt« sich sozusagen.

Die Arznei hilft anfangs gut, dann nicht mehr: Nach der 1., 2. oder 3. Gabe können sich die Symptome Ihrer Katze verändert haben. Überprüfen Sie, ob eine neue Arznei zu wählen ist, die mehr Ähnlichkeit mit ihren aktuellen Symptomen hat.

Die Arznei hilft nicht eindeutig: Dafür kann es mehrere Gründe geben, vor allem im chronischen Fall. Aber oft hat die Arznei einfach nicht vollständig zum Krankheitsbild der Katze gepasst. Im akuten Fall muss dann sofort die nächste, jetzt ähnlichste Arznei gewählt werden; notfalls mehrmals. Passiert es im chronischen Fall, sollten Sie mehrmalige Wechsel vermeiden und besser einen erfahrenen Homöopathen hinzuziehen!

Die Arznei hilft nicht: Die Beschwerden bleiben bestehen und verschlechtern sich. Dann passt meistens die Arznei nicht, und eine neue Arzneiwahl ist erforderlich. Bitte auch eine eventuelle Erstreaktion beachten.

Kann ich mehrere homöopathische Arzneien auf einmal geben?

Bei akuter Erkrankung sind ggf. 2 und notfalls 3 homöopathische Arzneien erlaubt, die im Wechsel gegeben werden können (möglichst in einer Potenzhöhe). Durch den Wechsel können Sie nachvollziehen, welche Arznei Wirkung zeigte. Dennoch sollten 2 und ggf. 3 Mittel besser die Ausnahme bleiben, denn laut Ähnlichkeitsregel ist lediglich die ähnlichste Arznei zu verwenden und heilsam.

Kann ich neben Homöopathie andere Therapieformen anwenden?

Naturheilmittel (z. B. Bachblüten, Heilpflanzen) können neben Homöopathie angewandt werden, wenn sie keinen Kampfer, keine Kamille und keine Minze enthalten, da diese die Wirkung homöopathischer Arzneien stören bis aufheben können. Schüßler-Salze wirken neben der Homöopathie nicht selten ungünstig!

Mittel der Schulmedizin können neben den Arzneien der Homöopathie angewandt werden, aber besser in Absprache mit dem Tierarzt. Der Einsatz von Hormonen und Kortison kann die Wirkung der Homöopathie erheblich stören, wobei die daraus resultierenden Nebenwirkungen und Folgebeschwerden oft durch Homöopathie zu bereinigen sind.

Hilfe zur Arzneifindung

Ihre Katze hat sich erbrochen, das Erbrochene ist schleimig und gelblich. An dem Tag gab es einige Unruhe bei Ihnen, und Ihre Katze reagiert auf Stress ohnehin empfindlich und erbricht deswegen auch einmal. Sie finden im Inhaltsverzeichnis »Erbrechen«, schauen unter »Erbrechen durch Nervosität, Stress, Streit« und finden *Phosphorus* für Ihre Katze passend.

Empfindsame Katze, die leicht erbricht (auch durch Wechsel von Futter/-zeiten); schleimig, gelblich; Futterbrei. Anhänglicher Schmuser, in dem auch mal ein »kleiner Teufel« stecken kann, mit Furcht im Dunkeln, durch Geräusche und durchs Alleinsein.

Phosphorus
Dosierung: D12, 2–3-mal täglich, max. 6 Gaben

Bei Erkrankung Ihrer Katze beobachten Sie, welche Symptome Ihre Katze äußert, wo diese auftreten und wie z. B. Art und Farbe ihrer Absonderungen sind. Sie überlegen, was ihre Erkrankung »ausgelöst« haben kann (z. B. kaltes Futter, Impfung, Verletzung). Dabei beachten Sie auch die »Bedingungen« (wodurch werden ihre Symptome besser oder schlechter), die bei vielen Arzneimitteln stehen. Neben dem »Auslöser« sind alle Symptome oder/und Verhaltensweisen wertvoll, die bei der Erkrankungsart oder/und hinsichtlich des Verhaltens Ihrer Katze ungewöhnlich sind. Die »Bedingungen« begleiten die Arzneiwahl für Ihre Katze wesentlich. Eine tierärztliche Diagnose ist zu empfehlen!
Zu jeder Erkrankung der Katze finden Sie mehrere Arzneien, daneben ihre Arzneisymptome bei dieser Erkrankung. Unter vielen Arzneien stehen ihre »Bedingungen«, manche Arzneien weisen kurz auf den Arznei-Typ hin, und unter weiteren Arzneien ist ihre besondere Beziehung zu dem Organ/Körperbereich aufgeführt. Schlagen Sie unter dem jeweiligen Krankheitsteil nach und vergleichen Sie die Symptome Ihrer Katze mit den Arzneisymptomen der jeweiligen Arznei. So ermitteln Sie die ähnlichste Arznei.

DIE HOMÖOPATHISCHE APOTHEKE

Um die passenden Arzneien für Ihre Katze zur Hand zu haben, empfiehlt sich eine Taschenapotheke mit den gängigsten homöopathischen Arzneien. Taschenapotheken gibt es im Handel in mehreren Größen und Preislagen (gefüllte und leere). Die bereits gefüllten Taschen enthalten Glasröhrchen mit Arzneien in hoher oder niedriger Potenz, aber Sie können sich die Röhrchen auch nach Ihren Wünschen füllen (lassen). Wenn Sie bereits eine Apotheke in C-Potenzen besitzen, so lesen Sie bitte die Angaben unter »Dosierung in Wasser« (Seite 12). Im Folgenden finden Sie meine Vorschläge für die kleine Notfallapotheke und die große Hausapotheke in Anlehnung an dieses Buch.

19 Arzneien für die Notfallapotheke

Aconitum C30, C200	Folgen von Schreck/Schock; Fieber
Apis C30, C200	Insektenstich, Ödeme, Entzündung
Arnica D8, C30	Verletzungsmittel; Blutohr; Herz-Kreislauf
Arsenicum album C30	Durchfall; Futtervergiftung; Sepsis
Baptisia D8	Bösartiges Fieber, schwere Infektion, Katzenseuche
Belladonna C6, C30	Häufiges Erstmittel bei Entzündungen
Calendula D4, D6	Verletzungen, schlechte Wundheilung
Cantharis D6, D30	Brandwunden; Harnwegsinfekt, akut
Cocculus D6	Reisekrankheit: z. B. Auto, Bahn, Schiff
Euphrasia D6	Augenentzündung; Augenverletzung
Ferrum phosphoricum D12	Akute Ohrenerkrankung; Fieber
Hepar sulfuris D12	Eiterungen; Entzündung von Kehlkopf, Luftröhre
Hypericum D6, D12	Verletzung von nervenreichem Gewebe.
Lachesis D8, C30	Schwere Infektionen, Streuung in die Blutbahn
Mercurius solubilis D12	Zahnfleisch-/Maulhöhlenentzündung
Nux vomica D12, C30	Medikamentenmissbrauch; Magen-Darm-Erkrankungen
Rhus toxicodendron D12, C30	Verstauchung, Zerrung; Herpesinfekte
Staphisagria D6	Schnittwunden/Operation; Läuse/Flöhe
Urtica Urtinktur, D1	Brandwunden; Insektenstich
Rescue Remedy	Bachblüten-Notfalltropfen: Schock, Panik, Stress

Aufbewahrung: Homöopathische Arzneien gehören an einen kühlen, trockenen Ort ohne Wärmequelle und Sonnenbestrahlung und nicht in die Nähe von ätherischen Ölen oder ähnlichen Geruchsquellen. Sie sind für Kinder unzugänglich aufzubewahren!

Für die große homöopathische Hausapotheke für Ihre Katze empfehle ich 55 Arzneien in verschiedenen Potenzen, mit denen Sie den größten Teil der häufig auftretenden Beschwerden Ihrer Katze selbst oder begleitend behandeln können.

55 Arzneien für Ihre große Hausapotheke

Abrotanum D4
Aconitum C30, C200
Allium cepa D6
Apis D6, C30
Argentum nitricum D12, C30
Arnica D8, C30, C200
Arsenicum album D12, C30
Babtisia D8
Belladonna C6, C30
Bellis D6
Bryonia D6
Borax D6
Calcium carbonicum D6, C30
Calcium fluoratum D6, C30
Calcium phosphoricum D8, C30
Calendula D4
Cantharis D6
Carbo vegetabilis C30
Chamomilla C6, C30
Colocythis D 6
Crategus D1
Drosera D6
Dulcamara D6
Euphrasia D4
Ferrum phosphoricum D12
Gelsemium D12, C30
Graphites C30
Hepar sulfuris D12, C30
Hyoscyamus C30
Hypericum D4, D6, D12
Ipecacuanha D6
Kalium bichromicum D12
Lachesis D8, LM 6
Ledum D6
Lycopodium D12, C30
Mercurius solubilis D12, C30
Natrium chloratum C30, C200
Natrium sulfuricum D12
Nux vomica D12, C30
Opium C30
Phosphorus D12, C30
Phytolacca D6,
Pulsatilla C6, C30, LM 6
Pyrogenium C30
Rhododendron D6, D30
Rhus toxicodendron D12, C30
Rumex D6
Ruta D6
Silicea D6, D12, C30
Spongia D6, C30
Staphisagria D6, C30
Sulfur D12, C30
Symphytum D2
Thuja C30
Veratrum album D12

Empfehlenswerte Tinkturen, Salben, Augentropfen

Äußerlich

Calendumed-Salbe	Bei frischen und alten Wunden, Quetschungen
Cardiospermum-Salbe	Bei Juckreiz, allergischen Hautbeschwerden
Echinacea-Salbe oder -Tinktur 1:7 mit abgekochtem Wasser	Bei schlecht heilenden Wunden!, Ekzem, Hautpilzen
Hypericum-Öl/-Tinktur	Bei Verletzungen von nervenreichem Gewebe
Traumeel-Salbe	Bei Hautentzündungen, Verletzungen
Symphytum Extern-Salbe	Bei Verletzung der Knochenhaut, Sehnen
Urtica Urtinktur	Bei Verbrennungen (1:7 verdünnt)

Innerlich

Euphrasia-Augentropfen	Bei akuter Entzündung/Verletzung der Bindehaut
Similasan-Augentropfen Nr.1	Bei Entzündung von Binde-/Horn-/Regenbogenhaut
Similasan-Augentropfen Nr. 2	Bei allergischer Augenentzündung
Urtica Urtinktur, D1	Bei Insektenstichen, Allergien

Bezugsquelle für Taschenapotheken

Homöopathie-Versand; Frau Holle; München; Tel: 089-7 91 17 17, www.homoeopathie-versand.de, Fax: 089-7 91 17 71. Gute Auswahl von Taschenapotheken, individuelle Beratung.

Bezugsquelle zur Füllung mit Arzneien

Klösterl Apotheke; Herr Zeise; München; Tel: 089-54 34 32 19; Fax: 089-54 34 32 19; www.kloesterl-apotheke.de; gutes Sortiment, große und kleine Mengen, gute Beratung.

Altstadt Apotheke Amberg; 92224 Amberg; Tel: 02 96 21-4 72 80; Fax: 02 96 21-47 28 29; www.altstadtapotheke-amberg.de; gutes Sortiment; sie führt auch Nosoden.

* **Diese Zeichen steht im Buch hinter einigen homöopathische Arzneien, die Sie in der vorgestellten Notfall- und Hausapotheke nicht finden.**

ERSTE HILFE DURCH HOMÖOPATHIE

Unabhängig davon, ob es sich um eine Verletzung oder Fieber handelt, weswegen Sie mit Ihrer Katze zum Tierarzt müssen oder nicht, können Sie durch Homöopathie Erste Hilfe leisten. Die homöopathischen Arzneien in diesem Kapitel können Sie anwenden, bis sachkundige Hilfe bereitsteht, aber auch als begleitende und nachfolgende Maßnahme. Um Ihnen möglichst viele Arzneien vorstellen zu können, verzichtete ich auf die Beschreibung der einzelnen Erscheinungsbilder von Verletzungen und Ursachen von Fieber.

Ruhewerte bei der Katze

Atemfrequenz	
Katzenkinder	30–50-mal pro Minute
Erwachsene Katzen	20–40-mal pro Minute
Puls	
Katzenkinder	110–200-mal pro Minute
Erwachsene Katzen	110–140-mal pro Minute
Körpertemperatur	
Katzenkinder	38,0–39,3 °C
Erwachsene Katzen	38,0–39,0 °C

Fiebermittel

Aconitum
Dosierung: C30, ¼-stündlich, max. 4 Gaben

Plötzlich hohes Fieber, Katze fühlt sich warm an (evtl. nur einseitig), sie ist (extrem) ruhelos, ängstlich, schreckhaft, empfindlich bei Geräusch/Berührung; viel Durst; Puls: hart, rasch, kräftig.
Verschlechterung: Abends, nachts, Berührung, Geräusch.
Auslöser: Kalter Wind, Zahnwechsel, Schock, Infekt.

Belladonna
Dosierung: C30, ¼-stündlich, max. 4 Gaben

Plötzlicher Beginn; rascher Temperaturanstieg; intensive Hitze; glänzende Augen; Hecheln; heißer Kopf und kalte Beine/Pfoten; ungewohnt gereizte Stimmung vor Erkrankung!; wie benommen.
Auslöser: Kaltwerden, Hitzschlag, Infekt.

Ferrum phosphoricum
Dosierung: D12, ¼-stündlich, max. 10 Gaben

Fieber, das oft kaum bemerkt wird, weil die Katze (fast) wie sonst wirkt; doch hat sie evtl. wenig Appetit oder erbricht.

Lachesis
Dosierung: D8, ¼-stündlich, max. 8 Gaben

Schwere Infektionen, schnell fortschreitendes Fieber mit erheblich gestörtem Allgemeinbefinden; apathisch oder unruhig oder/und aggressiv; berührungsempfindlich (besonders Hals); kann Festes besser fressen/schlucken als Flüssigkeit.
Verschlechterung: Nach Schlaf, Wärme.

Baptisia
Dosierung: D8, ¼-stündlich, max. 8–10 Gaben

Kann Futter nicht schlucken, kann nicht fressen, bösartiges Fieber; ernste Infektion; Katzenseuche; sehr hinfällig und kraftlos; benommen, wie empfindungslos; alle Absonderungen riechen übel!; Erbrechen; Geschwürbildung im Maul.

Verletzungen am/im Auge

Immer sofort zum Tierarzt! Die Homöopathie hat sich hier begleitend sehr bewährt.

Euphrasia
Dosierung: D6, ½-stündlich, max. 8 Gaben, dann 2-mal täglich, 4 Tage

1. Arznei bei Hornhautwunden, sehr gut wirkend, wenn baldmöglichst gegeben; viel Tränenfluss nach Verletzung; auch schleimige Sekrete.

Arnica
Dosierung: C30, ½-stündlich, max. 6 Gaben, oder 3-mal täglich, max. 2 Tage

Alle Verletzungsfolgen. Gemeinsam mit *Euphrasia* (innerlich) kann sie selbst Trübungen durch Hornhautverletzung vorbeugen und sie nachträglich aufhellen.

Staphisagria
Dosierung: D6, ½-stündlich, max. 8–10 Gaben

1. Arznei bei Einschnitten, auch nach Augenoperation (auch durch Laser). Jede Schnittwunde am Auge!, ggf. auch durch Riss. Gemeinsam mit *Euphrasia*.

Verletzung durch Fremdkörper; Folgen von Schock (bei zurückliegendem Schreck/Schock: C200, 1-mal täglich, max. 3 Tage).

Aconitum
Dosierung: C30, akut ½-stündlich, max. 4 Gaben

Wenn die Haut der um die Augenhöhle befindlichen Knochen mit betroffen ist; gut gemeinsam mit *Arnica*.

Ruta
Dosierung: D6, 4-mal täglich, max. 4 Tage

Reizung durch (kleinste) Fremdkörper; durch Roll-Lid; eitrige Absonderung; Juckreiz, lichtscheu; Geschwürbildung.
Verschlechterung: Zugluft, Kälte.

Silicea
Dosierung: D6, 3–4-mal täglich, max. 5–6 Tage

Verletzungen durch Stich, Insektenstich

Passt auch zu *Staphisagria* und *Arnica*, siehe »Wunden durch Schnitt«

Insektenstiche, Spritzenabszess; Punktion; Infektionen durch den Einstich spitzer Gegenstände oder Zähne. Kann sehr anschwellen, sich entzünden.
Besserung: Kalte Umschläge!

Ledum
Dosierung: D6, 4-mal täglich, max. 5 Tage

Insektenstiche; auch Stichwunden; oft mit Schwellung (teigartig, weich, wie ein Ballon, stark gespannte Haut). Bei Bienenstich in C200!, max. 3 Gaben.

Apis
Dosierung: C30 in Wasser, ½-stündlich, max. 7 Gaben

Insektenstiche! Sehr bewährte Arznei bei Bienenstichen und auch allergischer Reaktion auf andere Insektenstiche! Äußerlich als Tee oder verdünnte Urtinktur.

Urtica
Dosierung: D1, ¼-stündlich, oder 3-mal täglich, max. 8 Gaben

Verletzung durch Stich und/oder Splitter in nervenreiches Gewebe, z. B. in die Pfoten!, am Kopf, Rücken; örtlich sehr berührungsempfindlich.

Hypericum
Dosierung: D4, 2-stündlich, max. 10 Gaben

Verletzungen durch (Ein-)Quetschung

Passt auch zu *Arnica*, siehe »Verletzung durch Schlag, Prellung«.

Calendula
Dosierung: D6, akut 1-stündlich, oder 2–3-mal täglich, max. 10 Gaben

1. Arznei bei Quetschung mit Gewebezerstörung, mit Bluterguss; auch Risswunden; frische/alte Wunden, schlechte Heilung. Äußerlich: Salbe oder Tinktur (1:7 mit Wasser).

Bellis
Dosierung: D6, akut 1-stündlich, oder 2–3-mal täglich, max. 10 Gaben

Quetschungen aller Art; bes. des Unterleibs, der Brust; auch nach Operation (weibliche Geschlechtsorgane), nach schwerer Geburt (gemeinsam mit *Arnica*).

Hypericum
Dosierung: D6, 2-stündlich, max. 10 Gaben

Vor allem eingequetschte Gliedmaßen, Pfoten (Fenster), auch Quetschungen am Körper, wenn dabei Nerven betroffen sind!

Verletzungen durch Schlag, Prellung, Sturz

Arnica
Dosierung: C30, 1–2-stündlich, max. 6 Gaben

Der Weichteile. Bluterguss ins Gewebe; Sturz aus der Höhe!; auch bei Gehirnerschütterung; Katze wirkt wie betäubt; häufiger Lagewechsel. Traumamittel.

Hypericum
Dosierung: D6, 3–6-mal täglich, max. 10 Gaben

Von nervenreichen Körperpartien mit großen Schmerzen, vor allem des Kopfes!, des Rückenmarks, der Pfoten! Gut bei Gehirnerschütterung.

Rhus toxicodendron
Dosierung: D12, 3-mal täglich, max. 3 Tage

Muskeln; Sehnen. Bewegungsdrang trotz Schmerzen; Lahmgehen nach Ruhe, beim Erheben; Besserung während des Gehens, aber nachher wieder schlechter.

Lahmgehen durch Prellung; Lahmgehen wird schlimmer durch wenig/jede Anstrengung. Schwäche der Gelenke; Knochenhaut!, Gelenke!, Sehnen, Schleimbeutel!	**Ruta** **Dosierung**: D6, 3–4-mal täglich, max. 5 Tage
Knochen, Knochenhaut, jede Verletzung des Knochens. Bewährte Arznei zur Mit-/Nachbehandlung bei Knochenbruch.	**Symphytum*** **Dosierung**: D3, 3-mal täglich, max. 14 Tage

Verletzungen durch Zerrung, Verstauchung

Von Muskeln und Sehne und Folgen davon. Geht lahm (auch so, als hätte die Katze »Muskelkater«); sie geht eirig, klamm; evtl. häufiger Lagewechsel. **Verschlechterung**: Berührung, Bewegung.	**Arnica** **Dosierung**: C30 in Wasser, 3-mal täglich, max. 3 Tage
Gezerrte und überforderte Muskeln, Sehnen, Bänder; auch Verstauchung, meist schlechter zu Beginn des Gehens, Besserung bei fortgesetztem Gehen; Ruhelosigkeit! **Verschlechterung**: Nach Ruhe, Kälte, Nässe!	**Rhus toxicodendron** **Dosierung**: D12, 3-mal täglich, max. 4 Tage
Gelenke und Sehnen, Sehnenzerrung, chronisch überforderte Sehnen!; verstauchte Gelenke (bes. untere Glieder); Verrenkung; Schwellung. Schwache Gelenke.	**Ruta** **Dosierung**: D6, 3-mal täglich, max. 6 Tage

Wunden durch Schnitt Kastration/Sterilisation/Operation

Blutige Wunden; Wunde mit Blutaustritt, Blutergüsse; beschleunigt Aufnahme und Abtransport des Blutes (z. B. Erguss); verhütet Wundinfektion. 1 Tag vor Operation 2 Gaben C30, danach max. 4 Gaben.	**Arnica** **Dosierung**: C30, 1-stündlich, max. 6 Gaben
Schnittwunden; »Einschnitte«; Kastration/Sterilisation und ihre Folgen. Verbessert die Darmtätigkeit nach einer Bauchoperation sehr gut.	**Staphisagria** **Dosierung**: D6, 2–3-mal täglich, max. 3–4 Tage

Calendula **Dosierung**: D4, 2–3-mal täglich, max. 10 Gaben	Frische, vor allem schlecht heilende Wunden; auch bei angerissenen/ durchtrennten Bändern und Sehnen. Äußerlich als Tinktur (Tinktur äußerlich: 1:7 mit abgekochtem Wasser) bei frischen oder schlecht heilenden Wunden.
Echinacea-Tinktur/ -Salbe **Dosierung**: 1–2-mal täglich, ca. 7 Tage	Salbe nicht auf frische Wunden geben!, erst zur Verheilungsphase; schafft gute Verheilung/gute Narbe; Tinktur 1:5 mit abgekochtem Wasser für Kompressen.

Wunden durch Riss, Biss, Kratzen

Passt auch zu *Hypericum* siehe »Verletzungen durch Stich«.

Arnica **Dosierung**: C30, 1-stündlich, max. 5 Gaben	Verletzungen der Weichteile; frische Wunden, Blutaustritt, Hautrisse. Trauma infolge von Verletzung, Beißerei, Kratzen.
Calendula **Dosierung**: D4, akut 2-stündlich, oder 3-mal täglich, max. 10 Gaben	Risswunden. Frische, schlecht heilende, übel riechende Wunden, passt zu *Arnica*. Auch äußerlich als Tinktur (1:7 mit abgekochtem Wasser).
Ledum **Dosierung**: D6, akut 2-stündlich, oder 3-mal täglich, max. 10 Gaben	Bisswunden nach Beißerei unter Katzen (punktförmige/stichartige Wunden); Schwellung, die sich durch Kühlung bessert!; Verletzung von Blutgefäßen (mit *Arnica*).

Wunden, die nach Verletzung eitern

Mercurius solubilis **Dosierung**: D12, 2-stündlich, max. 8 Gaben, oder 4-mal täglich, 2 Tage	Drohende Eiterung; blutige, nässende, schmierige Wunden mit dünn-gelben, oft übel riechenden und wund machenden Sekreten!; evtl. starke Schwellung.

Wenn der Eiter kommt und bei Eiterung; auch zur Nachbehandlung. Oft dicker gelber Eiter, auch krustig-hart. Geruch ist übel, sauer oder wie alter Käse! Bei Eiterung nicht unter D12 geben.

Hepar sulfuris
Dosierung: D12, 4–5-mal täglich, max. 10 Gaben

Langwierige Eiterung, weniger akute bis chronische Eiterung zur Ausheilung; stinkender, dünner Eiter!; Einschmelzung eitriger Prozesse, Abszesse, Fisteln.

Silicea
Dosierung: D12, 3-stündlich, max. 10 Gaben

Folgen von Schock, Schreck, Unfall

Großer Schreck/Schock durch (Todes-)Gefahr; plötzlich erlebt. Bei länger zurückliegendem Trauma: C200, 1-mal täglich, max. 3 Tage.

Aconitum
Dosierung: C30, ¼-stündlich, max. 4 Gaben

Verletzungs-Schock, Traumamittel; sofort geben, wenn Unfall/Verletzung passiert ist. Kann Traumafolgen sehr gut verhüten. Danach ggf. *Opium*.

Arnica
Dosierung: C30, ¼-stündlich, 4 Gaben

Immer wieder erschreckt an gleicher Stelle oder in ähnlicher Situation, wo der Vorfall passiert ist. Ist nach akutem Schreck/Schock aufgeregt (wie high) oder benommen (wie betäubt).

Opium
Dosierung: C30, akut ¼-stündlich, max. 4 Gaben.

Folgen von Narkose

Nach- und Nebenwirkung von Narkose; Untertemperatur; Zittern, Krampfen; Erbrechen; Kotverhalten oder Durchfall, evtl. Harnverhalten.
Verschlechterung: Kälte!

Nux vomica
Dosierung: C30, ¼-stündlich, max. 4 Gaben

Vor Narkose geben, das hilft sehr, sie ohne Probleme zu überstehen. Befinden nach der Narkose: kommt nur langsam zu sich, zittert, ist aufgeregt, verwirrt, erbricht evtl.

Phosphorus
Dosierung: C30, 1-mal vorher/ 2-mal nachher

Opium
Dosierung: C30, ¼-stündlich, max. 4 Gaben

Wie berauscht, wie betäubt, wird nicht recht wach oder miaut, schreit; evtl. zu hoch dosierte Narkose. Harn- und/oder Kotverhalten infolge von Narkose.

Folgen von Impfungen

Thuja
Dosierung: C30, 1-mal vorher/ 2-mal nachher

Folgen besonders von Kombiimpfungen, z. B. Schwellungen!, Mattigkeit, Schnupfen, Durchfall!, Augenerkrankung!, Erbrechen; Atembeschwerden; Warzen!

Silicea
Dosierung: D30, 2-mal vorher/ 2-mal nachher

Vorher geben, wenn die Katze Angst vor Spritzen hat. Folgebeschwerden sind z. B. Unruhe!, Krämpfe!, Durchfall, Hautleiden! Bewegungsapparat, Schwellungen!

Rhus toxicodendron
Dosierung: D12, 2-mal täglich, max. 6 Tage

Folgen von Impfung (bes. Katzenschnupfen!); auch Spätfolgen; Binde-, Horn- oder Regenbogenhautentzündung!; Schnupfen!; Hautbeschwerden.

Sulfur
Dosierung: D12, 4–5-mal nachher

Impffolgen, besonders bei Beschwerden der Haut!, des Stoffwechsels!, des Darms (Durchfall)!, auch der Atemwege, wobei die Haut und der Darm vordergründig sind.

Bindehautentzündung (Konjunktivitis)

Symptome (ein- oder beidseitig): Augenreiben, -zwinkern, -blinzeln, -zukneifen (Lichtscheue, Schmerzen); Rötung und Schwellung der Bindehäute/Lidbindehäute/Lider; klarer bis gelber, gelbgrüner Ausfluss; verklebte Augen/Lider. Die Hornhaut ist ungetrübt. Ursachen: Zugluft; Reizung (z. B. Staub, Pflanzenteile, Rauch); Verletzung; Viren (z. B. Herpes); Bakterien; Allergie; andere Grunderkrankungen. Sachkundige Hilfe hinzuziehen.

Bindehautentzündung mit Tränenfluss

Eine bewährte Arznei bei Bindehautentzündung, ob als alleinige oder begleitende Maßnahme. Je 2 Tropfen in den Bindehautsack tropfen.

Euphrasia-Augentropfen
Dosierung: 2–4-mal täglich, ca. 10 Tage

1. Stadium! Hochakute Konjunktivitis; starkes Tränen!, Rötung, Lichtscheue; sehr berührungsempfindlich am Auge, ggf. am ganzen Körper. Schreckhaft, ängstlich.

Aconitum
Dosierung: C30, stündlich, max. 3 Gaben

Bewährte Arznei; viele scharfe Tränen (Tränenstraßen machen die Haut wund!), aber milder Nasenfluss; lichtempfindlich; Blinzeln; Juckreiz; Schwellung der Lider.
Besserung: Durch Kühlung.

Euphrasia
Dosierung: D4, 2–4-mal täglich, max. 12 Gaben

Gegenteil von *Euphrasia:* viele, aber milde Tränen, dafür wund machender Nasenausfluss; lichtscheu, blinzelt; eindeutige Besserung im Freien!
Verschlechterung: Im Zimmer, Wärme.

Allium cepa
Dosierung: D6, 2-mal täglich, max. 5 Tage

Tränenreichstes Mittel mit Beziehung zum Tränennasengang (wenn dieser verstopft ist); Juckreiz, Schwellung. Anhänglich, leidet auffallend, sucht Ihre Nähe.

Pulsatilla
Dosierung: C30 in Wasser, 1-mal täglich, max. 3–4 Tage

Verschlechterung: Im Zimmer!, Wärme.
Hinweis: Häufig links; von links nach rechts.

Natrium chloratum
Dosierung: C30, 1-mal täglich, max. 3 Tage

Viel Tränenfluss, bes. im Wind! Hautreizung; Schwellung. Reservierte Katze, kann gut allein sein; mag keine zu große Nähe, keine Fremden; viel Durst. Verstopfter Tränennasengang.
Verschlechterung: Wind; Sonne.

Silicea
Dosierung: D6, 1–2-mal täglich, max. 7 Tage

Viele Tränen, bes. im Freien/bei Kälte/Zugluft!; sucht Wärmequelle; Schwellung des Tränensackes/Nasenganges!, viel Juckreiz; Allergien; Hautbeschwerden.
Verschlechterung: Kaltwerden.
Hinweis: Nicht vor/nach *Mercurius*.

Bindehautentzündung mit schleimigem Ausfluss

Similasan-Augentropfen Nr. 1
Dosierung: 2-mal täglich, max. 10 Tage

Bewährtes Kombipräparat bei Entzündung der Bindehaut (Katarrh/Entzündung durch Bakterien, durch Viren). 2 Tropfen in den Bindehautsack tropfen.

Euphrasia
Dosierung: D4, 3–4-mal täglich, max. 6 Tage

Gelb-schleimige Sekrete; Schleim klebt auf oder an dem/den Auge/n; verklebte Lider (bes. bei gleichzeitigem Schnupfen); Schwellung der Lider.
Hinweis: Häufig beidseitig.

Belladonna
Dosierung: C30 in Wasser, 2-mal täglich, max. 3 Tage

Heftige Entzündung; starke Rötung; sehr lichtscheu! Blinzeln, Zukneifen des Auges; evtl. Schütteln des Kopfes; wenig Tränen; viel Durst. Gereiztes Verhalten vorm Krankwerden.
Verschlechterung: Kälte.

Apis
Dosierung: C30 in Wasser, 2-mal täglich, max. 3 Tage

Glasiges Aussehen der (Lid-)Bindehaut; glasige Schwellung der Bindehaut; helle Rötung; viel Tränen, Schleim, Juckreiz.
Besserung: Kühlung!
Hinweis: Oft rechtsseitig.

Bindehautentzündung mit eitrigen Absonderungen

Beachten Sie *Similasan*-Augentropfen Nr. 1 unter »Bindehautentzündung mit schleimigem Ausfluss«.

Starke Rötung (dunkelrot); Lidbindehäute geschwollen; dünn-eitriger Ausfluss, der die Haut wund macht; evtl. Mattigkeit mit Ruhelosigkeit.

Argentum nitricum
Dosierung: D12, 3-mal täglich, max. 3 Tage

Reibt sich oft die Augen; gelber, gelb-grüner!, rahmartiger Ausfluss; morgens verklebte Augen/Lider!; Schleim hängt an Augen/Lidern; Lid/Bindehaut geschwollen, rot; Juckreiz. Anhänglichkeit!
Verschlechterung: Wärme.

Pulsatilla
Dosierung: C6; 3-mal täglich, max. 4 Tage

Scharfer, wund machender Ausfluss!, der unterm Auge Hautreizung verursacht; dünneitriger, ätzender Schleim; Blinzeln; Zukneifen! Schmerzen! sehr lichtscheu!
Verschlechterung: Nachts, in Bett-/Korbwärme.

Mercurius solubilis
Dosierung: D12, 3-mal täglich, max. 4 Tage

Sehr berührungsempfindlich!; schmerzempfindlich!, lichtscheu; Rötung; dicke gelb-eitrige Absonderung; ggf. Krustenbildung an den Liderrändern. Nicht unter D12!
Besserung: Warm-feuchte Luft.

Hepar sulfuris
Dosierung: D12, 3-mal täglich, max. 3 Tage

Hochrote Bindehaut, auch Rötung der Lider; häufig erst Trockenheit, dann Tränen, dann Schleim/Eiter; viel Juckreiz!; chronische, wiederkehrende Entzündung!
Verschlechterung: Wasseranwendung.

Sulfur
Dosierung: D12; 2-mal täglich, max. 4 Tage

Lang anhaltender Eiterfluss oder nach Eiterungen. Empfindlich gegen Druck, Licht, Kälte! (Auge, Körper); eitrige Hornhautgeschwüre. Folgt gut auf *Pulsatilla*.
Verschlechterung: Kälte, Zugluft.

Silicea
Dosierung: D6, 3-mal täglich, max. 4–5 Tage

Thuja
Dosierung: C30 in Wasser, 2-mal täglich, max. 4 Tage

Binde-/Hornhautentzündung als Folge von Impfung

Tränenfluss; Augen morgens verklebt; sehr lichtscheu; Zukneifen der Augen; Juckreiz; Lider geschwollen; Trübung ist möglich.
Verschlechterung: Kälte, Nässe!

Rhus toxicodendron
Dosierung: D12, 3-mal täglich, max. 2–3 Tage

Empfehlenswert, wenn die Katze infolge von Impfung gegen Katzenschnupfen an Binde-/Hornhautentzündung erkrankt. Siehe nächster Abschnitt.

Binde- bzw. Hornhautentzündung durch Herpesviren

Bei Infektion durch Herpesviren (die den Katzenschnupfen verursachen können) tritt die Bindehautentzündung meistens hochgradig auf (Rötung, Schwellung, klarer, oft eitriger Ausfluss). Auch kann daraufhin die Hornhaut betroffen sein (Herpes-Keratitis), mit viel Tränenfluss, auch eitrigen Sekreten, Gefäßeinsprossung, Trübung und Geschwürbildung sind möglich. Ist eine Katze von dieser Erkrankung oder von Katzenschnupfen genesen, so verbleiben die Herpesviren in der Bindehaut/Hornhaut oder in den Nervenknoten des Zentralnervensystems und können z. B. durch Stress/Abwehrschwäche reaktiviert werden. Den Tierarzt aufsuchen. Die Homöopathie hat sich hier sehr gut bewährt.

Rhus toxicodendron
Dosierung: D12, 3-mal täglich, max. 2–3 Tage

Spezifische Arznei bei Herpes (Binde-/Hornhaut, auch Regenbogenhaut); sehr lichtscheu!; starkes Tränen beim Augenöffnen; auch eitriger Ausfluss; Lidschwellung; Juckreiz; Bildung von Bläschen! Ödem! Trübung! Akut, chronisch. Periodisches Auftreten!
Verschlechterung: Nässe!, Zugluft.

Ranuculus bulbosus*
Dosierung: D6, 2-stündlich, max. 10 Gaben

Akute Herpesinfektion (Binde-/Hornhaut), der Rachen ist oft mit betroffen; starker Tränenfluss!; schleimiger Nasenausfluss; Lichtscheue; Druckschmerzhaftigkeit! Bläschen (Hornhaut); am Körper berührungsempfindlich. Passt zu *Rhus toxicodendron*.
Verschlechterung: Wetterwechsel.

Mercurius solubilis
Dosierung: D12, am 1. Tag 4-mal, am nächsten Tag 3-mal

Typisch ist der wund machende, dünn-wässrige/dünn-eitrige Ausfluss, der die Haut unterm Auge sehr schädigt (wie verätzt); nachts im Bett/Korb wird alles schlechter; Schmerzen! Trübung! Geschwür! Vorwölbung.
Verschlechterung: Nachts, Bett/Korb.

Hepar sulfuris
Dosierung: D12, 2-stündlich, max. 8 Gaben

Sehr berührungs- und schmerzempfindlich!; starke Abwehrreaktion!; lichtscheu; Rötung; dickflüssige, dicke gelbe, auch harte Sekrete; evtl. Krusten an den Lidern; Ödem der Hornhaut.
Besserung: Warm-feuchte Luft.

Entzündung des äußeren Gehörgangs (Otitis externa)

Ursachen: Oft Ohrmilben, auch Hefepilze, Bakterien, Fremdkörperreizung. Symptome: Kopfschütteln; Juckreiz (Kratzen/Reiben des Ohrs); Schmerzlaute; Kopfschiefhaltung; hell-/dunkelbraune bis schwarze (Milben!) Beläge/ Krusten; auch gelbbraune, gelbe und eitrige (Bakterien) Sekrete oder Beläge. Häufiges Kratzen kann Hautwunden ums Ohr/am Kopf verursachen (siehe Kapitel »Erste Hilfe«). Aus einer Otitis externa kann eine Mittelohrentzündung entstehen. Der Tierarzt ist aufzusuchen, Homöopathie ist hier sehr hilfreich. Gehörgang und Ohrmuschel sind täglich zu reinigen (siehe »Äußerliche Anwendungen«).

Äußerliche Anwendungen

Echinacea-Tinktur
Dosierung: 2-mal täglich, ca. 2 Wochen

Verbessert das Hautmilieu, wirkt juckreizstillend; antibakteriell. Tinktur 1:7 mit Wasser verdünnen, Wattebausch tränken, den Gehörgang täglich damit säubern.

Echinacea-Salbe
Dosierung: 2-mal täglich, ca. 2 Wochen

Hefepilze! Milben; Reizung; hilft ausgezeichnet, wenn täglich gründlich eingerieben; sie verbessert das Hautmilieu sehr; wirkt antibakteriell, juckreizlindernd.

Olivenöl
Dosierung: 2-mal täglich, ca. 2 Wochen

Milbenbefall: Gutes Olivenöl löst die Krusten/ Beläge, verteilt sich flüssig; behindert Milben; wirkt z. B. antibakteriell. Einen Wattebausch mit Öl tränken, den Gehörgang gut benetzen, das Ohr massieren, überschüssiges Öl auswischen.

Entzündung des äußeren Gehörgangs, akut

Hier kann auch *Pulsatilla* passen, siehe unter »Entzündung des äußeren Gehörgangs, weniger akut«.

Belladonna
Dosierung: C30, ½-stündlich oder 2–3 mal täglich, max. 5 Gaben

Anfangsmittel. Plötzlich heftige Beschwerden (Kratzen, Reiben, Kopfschütteln), akut wellenartig wiederkehrende Beschwerden; berührungsempfindlich! Rötung; Wärme!; feuchte Absonderung.

Chamomilla
Dosierung: C30, ½-stündlich, 2–3 Gaben

Lindert die Schmerzen, entspannt, beruhigt. Katze leidet sehr auffallend, ist sehr schlecht gelaunt, unleidlich bis aggressiv. Sehr berührungsempfindlich!

Entzündung des äußeren Gehörgangs, weniger akut

Pulsatilla
Dosierung: D6, 4-mal täglich, max. 3 Tage

Rötung; Schwellung (Ohrmuschel, Gehörgang!); Juckreiz! Absonderung (dick, gelb, gelbgrün!, wenig Geruch); schwarze Beläge. Anhänglich; wechselhafte Launen/Beschwerden! Trost und Streicheln bessert; hat wenig Durst.
Verschlechterung: Wärme.

Mercurius solubilis
Dosierung: D12, 3-mal täglich, max. 3 Tage

Dünne, ätzende Sekrete machen die Haut wund!; stinkend; gelb; gelbgrün; blutig; Juckreiz (schlechter nachts in Bett-/Korbwärme); drohende Eiterung.
Verschlechterung: Nachts, Bett-/Korbwärme.

Lycopodium
Dosierung: D12, 3-mal täglich, max. 2 Tage

Schorfe und Krusten (Gehörgang); jauchige, gelbliche, braun-gelbliche übel riechende Absonderung; Ekzeme. Dominante Katze mit Unsicherheit, die gerne ihre Ruhe hat und erhöht liegt, launisch beim Fressen ist; eifersüchtig sein kann.
Hinweis: Häufig rechts.

Psorinum
Dosierung: C30 in Wasser, 2-mal täglich, max. 3 Tage

Faulige, sehr übel riechende Beläge; hell- bis dunkelbraune(!) Beläge; dünne Absonderungen, wie Jauche; (extremer) Juckreiz; Schorfe, Krusten im Gehörgang.
Besserung: Wärme.

Sulfur
Dosierung: D12, 3-mal täglich, max. 2 Tage

Heftiger Juckreiz; heftiges Kratzen; dünne, ätzende Absonderung; saurer, übler Geruch, Katze riecht allgemein ungut; sucht kühle Plätze! Wiederkehrende Beschwerden (z. B. alle 7 Tage).
Verschlechterung: Kontakt mit Feuchtigkeit.

Graphites
Dosierung: C30 in Wasser, 2-mal täglich, max. 4 Tage

Klebrige Absonderungen, goldgelbe, krustige Beläge (wie Kristalle, wie Honig!); übel riechend; Risse, Schorfe (im/ums/hinterm Ohr); Juckreiz hinter den Ohren.
Verschlechterung: Kälte.

Entzündung des Mittelohrs (Otitis media)

Ursachen: Bakterielle Infektion, z. B. durch den Nasen-Rachen-Raum, verletztes Trommelfell (z. B. durch Gehörgangsentzündung; Verletzung). Symptome: Anzeichen von (großen) Schmerzen; Kopfschütteln; Kopfschiefhaltung; Kratzen; Fieber; Apathie; Fressunlust; Ausfluss (gelblich, eitrig); Gleichgewichtsstörungen. Immer zum Tierarzt. Homöopathie begleitend anwenden, sie hat sich bestens bewährt.

Entzündung des Mittelohrs, akut

Hier passt auch *Hepar sulfuris* »Entzündung des Mittelohrs mit Absonderungen«.

Belladonna
Dosierung: C30, ¼-stündlich, max. 4 Gaben

Plötzliche Symptome; (heftige) Schmerzen!; will keine Berührung! Unruhe oder Benommenheit; Wärme/Hitze (Kopf, Körper); Fieber; Fressunlust; evtl. Kopfschiefhaltung. Vor Erkrankung evtl. ungewohnt widerwärtig. Kaum/ohne Eiterung.
Hinweis: Oft rechts.

Ferrum phosphoricum
Dosierung: D12, ¼-stündlich, max. 5–6 Gaben

Oft bewährte Arznei; kein/geringes oder hohes Fieber; typisch sind (sehr) große Schmerzäußerungen (kläglich); wässrige, ggf. fleischfarbene Sekrete.

Jammert, miaut, leidet auffallend; aufgebracht bis aggressiv bei Annäherung und Berührung, aber ggf. besser beim Tragen und beim Fahren im Auto; Unruhe! Schwäche.
Verschlechterung: Musik.

Chamomilla
Dosierung: C30, ¼-stündlich, max. 4 Gaben

Entzündung des Mittelohrs mit Absonderungen

Sucht Ihre Nähe; miaut jämmerlich durch Schmerzen; sucht Kühlung; Absonderung rahmartig!, gelb, gelbgrün! Fressunlust; wenig Durst; Fieber. Freundlich, angepasst; wechselhaftes Verhalten.

Pulsatilla
Dosierung: C6, ¼-stündlich, max. 7 Gaben

Extrem schmerz- und berührungsempfindlich am Ohr!; sucht Wärmequelle (Kopf/Ohr); dicke, weiß-gelbe, gelbe Absonderungen; Geruch: übel, sauer, wie alter Käse; Fieber. Auch akut!
Besserung: Wärme!

Hepar sulfuris
Dosierung: D12, ¼-stündlich, max. 6 Gaben

Gelbgrüne, scharfe Absonderungen (sehr wund machend, wo sie Hautkontakt haben); ekelhafter Geruch; (große) Schmerzen; Kühlung ist manchmal angenehm.
Verschlechterung: Nachts; in Bett-/Korbwärme.
Hinweis: Nicht mit/nach *Silicea* geben.

Mercurius solubilis
Dosierung: D12, ¼-stündlich, max. 5 Gaben

Chronische Ohrenkrankungen; dünn-eitrige; weiß-gelbe, gelbe, stinkende(!) Absonderungen; sehr kälteempfindlich!; ggf. Schwerhörigkeit; Gleichgewichtsstörung. Feingliedrige, nachgiebige, schüchterne Katze; anhänglich, aber kein Dauerschmuser.
Verschlechterung: Kälte!
Hinweis: Nicht mit/nach *Mercurius* geben.

Silicea
Dosierung: D12, 2-mal täglich, max. 3–4 Tage

Blutohr (Othämatom)

Ursachen: Starkes Kratzen/Schütteln durch z. B. Milben/Gehörgangsentzündung, Verletzung (z. B. Biss, Schlag), Grunderkrankungen (z. B. Diabetes, Rheuma, Autoimmunerkrankungen). Bildung einer eindrückbaren, weichen, blasenartig/sackartigen, nicht schmerzhaften Schwellung unterschiedlicher Größe/Form an der Innenseite der Ohrmuschel (meist einseitig), die mit bluthaltigem Wundsekret gefüllt ist (dessen Herkunft verschiedene Ursachen haben kann). Der Tierarzt ist vonnöten, Homöopathie begleitend anwenden.

Arnica
Dosierung: D8,
3-mal täglich,
max. 6 Tage

Wenn das Blutohr durch Schütteln, Kratzen bzw. Verletzung (Einblutung ins Gewebe) entstanden ist, dann kann *Arnica* helfen.

Calendula
Dosierung: D6,
3-mal täglich,
max. 6 Tage

Wenn (Ein-)Quetschung des Ohres in Betracht kommt, ist *Calendula* hilfreich.
Auch gemeinsam mit *Arnica*.

Ledum
Dosierung: D6,
3-mal täglich,
ca. 4 Tage, ggf. länger

Wenn nach Punktion durch den Tierarzt immer wieder Wundsekret nachläuft und die Beule anschwillt. Oder wenn Insektenstich in Betracht kommt oder evtl. eine rheumatische Erkrankung.
Besserung: Kühlung.

Conium
Dosierung: D6,
3-mal täglich,
max. 4 Tage

Relativ derbe, schmerzlose Schwellung am Ohrmuschelrand, die bluthaltiges Sekret enthält. Auch Schwellung durch stumpfe Verletzung.

Urtica Urtinktur
Dosierung: 1-mal täglich, 2–4 Tropfen ins Futter, ca. 2 Wochen

Wenn eine Allergie, rheumatische Erkrankung oder Übersäuerung in Betracht kommt, dann kann *Urtica* sehr hilfreich sein. Nicht bei herzkranker Katze anwenden!
Hinweis: Senkt den Blutzuckerspiegel!

Zahnfleischentzündung (Gingivitis)

Ursachen: Bakterien/Zahnbelag; Futterreste; Reizung (z. B. durch Zahnstein); Vitaminmangel; Abwehrschwäche; Virusinfektionen; bestimmte Grunderkrankungen. Symptome: Rötung und Schwellung des Zahnfleisches; Probleme beim Fressen; vermehrtes Speicheln; Mundgeruch. Regelmäßiges Zähneputzen mit spezieller Zahnbürste und Zahnpasta. Katze mit Nassfutter füttern. Tierärztliche Untersuchung!

Salbei*
Dosierung: 1–2-mal täglich, einige Tage

2 Teelöffel Salbeiblätter (frisch/getrocknet) mit 1 Tasse Wasser aufbrühen, abkühlen lassen, mit einem Wattestäbchen das Zahnfleisch befeuchten. Auch als Spülung mit Einwegspritze (ohne Kanüle) und als Zusatz ins Futter/Wasser hilft Salbei sehr gut.

Echinacea
Dosierung: D1, 2-mal täglich, ca. 7 Tage

Als innere Eingabe oder als *Echinacea-Tinktur* 1:7 mit abgekochtem/erkaltetem Wasser für tägliche Spülungen/Bepinselungen (siehe unter *Salbei*).

Belladonna
Dosierung: C6, 2-stündlich, max. 6 Gaben

Plötzlich auftretende, kräftig rote Schwellung mit Wärme (Zahnfleisch), stark rote Zunge/Maulschleimhaut; viel Durst!; berührungsempfindlich; evtl. Schluckbeschwerden. Auch bei Zahnungs-/Zahnwechselproblemen.

Mercurius solubilis
Dosierung: D12, 3-mal täglich, ca. 4 Tage, Pause!, ggf. wiederholen

Bewährte Arznei; viel Speichelfluss!; übler Mundgeruch!; rotes/blaurotes Zahnfleisch mit hellroten Rändern, auch blasses mit violetten Rändern, weiche Schwellung!; blutet leicht; schmerzempfindlich; viel Durst.
Verschlechterung: Nachts, Bett-/Korbwärme.

Lachesis
Dosierung: C30 in Wasser!, 3-mal täglich, max. 3 Tage

Typisch ist ein blaurot geschwollenes Zahnfleisch, auch blass mit blauroten Rändern; schwammige Schwellung; leicht blutend; eiternd; Schluckbeschwerden.
Verschlechterung: Wärme.

Acidum nitricum
Dosierung: D12, 3-mal täglich, ca. 4 Tage, Pause!, ggf. wiederholen

Blutungsneigung; weich-schwammig/geschwüriges geschwollenes Zahnfleisch; großer Durst!; häufiges Speicheln; fauliger Mundgeruch; Zersetzungsprozesse.
Verschlechterung: Kälte.

Chamomilla
Dosierung: C6, 3-mal täglich, max. 4 Tage

Bewährte Arznei, wenn die junge Katze bei Zahnungs-/Zahnwechsel unter Entzündungen leidet, die von Unleidlichkeit oder/und Nervosität begleitet werden.
Verschlechterung: Berührung.

Phosphorus
Dosierung: C30 in Wasser, 2-mal täglich, max. 4 Tage

Blasse Schwellung; Zahnfleisch blutet bei Berührung/beim Zähneputzen; sehr viel Durst! Liebt es, an Kaltem zu lecken (liebt aber Wärme). Sensibler Stubenkasper und auch mal ein »Teufelchen«. Auch bewährt nach Zahnziehen (Blutung), gemeinsam mit *Arnica*.

Kreosotum*
Dosierung: D8, 3-mal täglich, ca. 4 Tage

Widerlicher Mundgeruch!, (faulig); starker Speichelfluss; rotes, entzündetes Zahnfleisch (bes. linke Seite); schwammige Schwellung; Geschwürbildung!, Zahnverfall!

Maulschleimhautentzündung (Stomatitis)

Ursachen: Verletzung; Verätzung; Abwehrschwäche, Autoimmunerkrankung; Viren (Erreger des Katzenschnupfens; auch reaktivierter Herpes); Pilze; in Begleitung schwerer Grunderkrankungen, Nierenleiden. Eine bakterielle Infektion kann folgen. Symptome: Lässt Futter aus dem Maul fallen, verweigert das Futter; Rötung/Schwellung der Maulschleimhaut (ggf. auch des Zahnfleisches); Bläschen; grauweiße Beläge; übler Mundgeruch; Geschwüre; vermehrtes Speicheln; Mattigkeit; Fieber. Der Tierarzt ist vonnöten. Homöopathie begleitend anwenden. Lesen Sie auch *Salbei* und *Echinacea* unter »Zahnfleischentzündung«.

Weiße oder grauweiße »Schwämmchen«, Beläge oder Bläschen auf der Maulschleimhaut (und ggf. Zunge); leicht blutend; vermehrtes Speicheln!, zäher Speichel. Auch bei Zahnung/Zahnwechsel. **Verschlechterung**: Nässe, Kälte.

Borax*
Dosierung: D6, 3-mal täglich, max. 10 Gaben

Typisch ist eine vermehrte Absonderung von dickem weißem/gelbem, schleimigem Sekret, das zäh-klebrig ist. Geschwürige Flecken auf rotem Grund; gelber Mittelstreifen (Zunge), Zahnabdrücke auf der Zunge (ähnlich wie *Mercurius*).

Hydrastis canadensis*
Dosierung: D6, 3-mal täglich, max. 4 Tage

Sehr viel Speicheln; ekelhafter Mundgeruch; blaurote Schleimhaut oder rote mit blauroten/violetten Rändern; gelb-weiße, speckige Geschwüre/Beläge (ggf. auch auf dem Zahnfleisch). **Verschlechterung**: Nachts, Bett-/Korbwärme.

Mercurius
Dosierung: D12, 3-mal täglich, max. 4 Tage.

Ein Komplexmittel, das bei Maulschleimhautentzündung infolge von Viren, Abwehrschwäche, Nierenleiden hilfreich sein kann. Nicht gemeinsam mit *Mercurius*!

DS Urtica Concept Derm*
Dosierung: 2-mal täglich 1 Tablette, ca. 1 Woche

Rachenentzündung (Pharyngitis) Mandelentzündung (Tonsillitis)

Weil beide Erkrankungen bei Katzen ähnliche Symptome hervorrufen können, erfolgt eine gemeinsame Beschreibung: Verweigert Futter (Schluckbeschwerden); geröteter Rachen; geschwollene Mandeln; Druckschmerz (Kehlbereich); Würgereiz; Speicheln; Erbrechen von Schleim; Mundgeruch; Fieber; Apathie. Ursachen: Bei akuter Pharyngitis der Katze sind es oft Viren oder Reizungen (z. B. Rauch, Fremdkörper). Mitbeteiligung der Mandeln ist möglich. Tonsillitis ist eine Abwehrreaktion auf bakterielle Infektion sowie auch bei einer Allgemeininfektion.

Belladonna **Dosierung**: C30, stündlich, max. 5 Gaben	Plötzlich Schluckbeschwerden; plötzlich Fieber/Hitze; knallroter Rachen!; evtl. knallrote Zunge; viel Durst! Würgen bis Erbrechen; berührungsempfindlich; häufig reizbar vor der Erkrankung. **Verschlechterung**: Kälte, Gerüche, Aufregung.
Apis **Dosierung**: C30, stündlich, max. 4 Gaben	Glasig-glänzende, blass- oder hellrote Schleimhäute (Rachen/Mandeln); Schwellung; Wärme verschlimmert!; kaum Durst, Schluckbeschwerden; würgt wie erstickend; erbricht (schaumig). **Besserung**: Kühlung, kühle Räume.
Phytolacca **Dosierung**: D6, stündlich oder 3-mal täglich, max. 8–10 Gaben	Mandelschwellung tastbar; (großer) Schluckschmerz, der sehr in die Ohren zieht (Kopfschütteln); Futterverweigerung; würgt, erbricht; warmer/heißer Kopf; evtl. Fieber.
Mercurius solubilis **Dosierung**: D12, stündlich, max. 7 Gaben	Übler Mundgeruch!; viel Speichel! Speichelschlucken/-würgen/-erbrechen; andauerndes Schlucken; viel Durst; verweigert Futter; Schwellung der örtlichen Lymphdrüsen!; (drohende) Eiterung; evtl. Fieber. **Verschlechterung**: Nachts in Bett-/Korbwärme.
Hepar sulfuris **Dosierung**: C30 in Wasser, stündlich, max. 5 Gaben	Deutliche Verschlechterung, wenn die Katze kalte Luft einatmet!, kaltem Luftzug ausgesetzt ist! (z. B. Würgreiz); eitrige Beläge (Mandeln)!; weiche Schwellung (Drüsen).
Lachesis **Dosierung**: C30, stündlich, max. 4 Gaben	Schluckt Festes besser als Flüssigkeit; würgt vermehrt, wenn sie vom Schlafen aufsteht! Halsberührung ist unerträglich!; wiederholtes Leerschlucken! Mundgeruch; Fieber; schlechtes Allgemeinbefinden mit ggf. Unruhe. **Verschlechterung**: Wärme; nach Schlaf.
Baptisia **Dosierung**: D8, stündlich, max. 8 Gaben	Hinfällig und kraftlos, roter Rachen; Schluckzwang; sitzt vor dem Napf und kann nicht fressen!; bösartiges Fieber; schwere Infektion!; übel riechende Absonderungen! Geschwürbildung (Maulhöhle, Zunge).

Nasenkatarrh (Rhinitis), Schnupfen

Ursachen: Erkältung, Allergie, Reizung (z. B Fremdkörper, Rauch); Bakterien, Viren; Pilze. Symptome: Niesen; anfangs wässriger Nasenfluss, später evtl. schleimig-eitriger Schnupfen; verklebte/verkrustete Nasenlöcher; vermehrtes Putzen der Nase; Atembehinderung. Gemeint ist ein »einfacher« Schnupfen, der alleine oder in Begleitung anderer Erkrankungen auftreten (und mit ähnlichen Symptomen beginnen kann wie der gefürchtete »Katzenschnupfen«). Wischen Sie Ihrer Katze mit einem Tuch und lauwarmem Wasser die Nase frei. Den Tierarzt aufsuchen. Die Homöopathie hat sich bestens bewährt.

Schnupfen, wässrig

Plötzliche Symptome; hoch akut! Niesen; wenig wässriger Schnupfen; Unruhe!, schreckhaft; berührungsempfindlich; (hohes) Fieber; viel Durst.
Auslöser: Kalter, trockener Wind, Infekt.

Aconitum
Dosierung: C30 in Wasser, ½-stündlich, max. 4–5 Gaben

»Infektionswelle«; auch durch Nässe/Kälte; Niesanfälle! Schniefen; wässriger Schnupfen (tagsüber vermehrt/abends eher stockend); ggf. Fieber; sucht Wärmequelle!; ist berührungs-/geräuschempfindlich.
Auslöser: Kälte, Infekt, Allergie, Rauch, Medikamente.

Nux vomica
Dosierung: C6, stündlich, max. 6 Gaben

Reichlich wässriger Ausfluss und tränende Augen! (bes. im warmen Raum); wund machender Schnupfen, aber milde Tränen; Niesen!; evtl. Blähungen.
Besserung: Im Freien
Auslöser: Nordostwind, Infekt, Allergie.

Allium cepa
Dosierung: D6, stündlich, max. 8–10 Gaben

Schnupfen sprüht beim Niesen (klar oder gelb); verklebte Nasenlöcher!; leckt gerne an Kaltem! Hunger bei Fieber und nachts! Empfindliche, zartgliedrige Katze mit Spieltrieb und nicht immer berechenbarer Laune. Rasch absteigender Infekt (Kehlkopf, Bronchien).

Phosphorus
Dosierung: C30 in Wasser, 2-stündlich, max. 5 Gaben

Besserung: Wärme.
Auslöser: Kälte, Stress, Infekt, Allergie, Impfung.

Arsenicum album
Dosierung: C30 in Wasser, 2-stündlich, max. 5 Gaben

Scharfer, dünner Schnupfen (klar, grünlich); Niesanfälle; lichtscheu; liebt Wärme (aber keine Feuerwärme); Unruhe trotz Schwäche! Ängstliche, anspruchsvolle »Aristo-Cat« mit Putzfimmel und Aggressionspotenzial.
Verschlechterung: Ab Mitternacht.
Auslöser: Kälte, Infekt, Allergie, Impfung.

Schnupfen, schleimig bis eitrig

Passt auch zu *Phosphorus* und *Arsenicum album* unter »Schnupfen, wässrig«

Pulsatilla
Dosierung: C6, stündlich, max. 6 Gaben

Gelbgrüner bis grüner Schnupfen, auch gelb; rahmartig! Verklebung; veränderliche Symptome!; ggf. Fieber. Nähe suchende, anpassungsfähige, zu 95 % freundliche Katze, die Frischluft liebt. Akut und chronisch, Allergien.
Hinweis: Häufig von links nach rechts.

Hepar sulfuris
Dosierung: C30 in Wasser, stündlich, max. 5 Gaben

Niest, sobald sie kalte Luft einatmet, ins Freie kommt! (bes. bei Kälte!); erst gelb-wässriger, dann dicker, gelb-eitriger, übel riechender Schnupfen; sehr berührungsempfindlich!
Verschlechterung: Kälte! Luftzug.

Lachesis
Dosierung: C30 in Wasser!, stündlich, max. 4 Gaben

Infektionsschnupfen; gestörtes Allgemeinbefinden (ist aber trotz Schwäche häufig noch wehrhaft); dick-/dünnflüssiger Schleim; evtl. Kitzelhusten; Fieber; berührungsempfindlich am Hals; viel Durst.
Verschlechterung: Nach Schlaf!, Wärme, Frühjahr.

Kalium bichromicum
Dosierung: D12, stündlich, max. 5 Gaben

Schnupfen wie Klebstoff, Fäden ziehend!; dick-eitriger, klebriger Ausfluss, der klebstoff-/gummiartige Krusten/Pfröpfe bildet und übel riecht; evtl. Nebenhöhlenentzündung.
Verschlechterung: Kälte.

Schnupfen, allergisch

Passt auch zu *Nux vomica, Allium cepa, Arsenicum album, Phosphorus* unter »Schnupfen, wässrig«, zu *Pulsatilla* bei »Schnupfen, schleimig bis eitrig«.

Nicht wund machender Schnupfen mit scharfen Tränen; Schnupfen mit Tränenfluss; Blinzeln; Lichtscheue, ggf. Bindehautentzündung.
Verschlechterung: Morgens.

Euphrasia
Dosierung: D6, 2–3-mal täglich, max. 7 Tage

Niesen bei trockener Nase oder mäßiger Schnupfen; oft wunde, rissige Nasenlöcher; spröde Nase!; Krusten; viel Durst! In sich gekehrte, brave Katze, die gerne alleine ist, fremdelt, nachtragend ist, sich gegen zu viel Zuwendung wehrt.
Verschlechterung: Trockene, warme Raumluft, Sonne.

Natrium chloratum
Dosierung: C30 in Wasser, 2-mal täglich, max. 3 Tage

Bewährtes Mittel bei Allergien, auch der oberen Luftwege.

Urtica
Dosierung: D1, 1-mal täglich, ca. 2 Wochen

Schnupfen durch Zahnung, Zahnwechsel

Passt auch zu *Aconitum, Phosphorus* bei »Schnupfen, wässrig«, zu *Pulsatilla* bei »Schnupfen, schleimig bis eitrig«.

Schnupfen des Katzenkindes zur Zahnung, der junge Katze zum Zahnwechsel. Unleidliches, nervöses, auch aggressives Verhalten. Evtl. Magen-Darm-Beschwerden.
Verschlechterung: Berührung.

Chamomilla
Dosierung: D6, 2–3-mal täglich, max. 3 Tage

Schnupfen infolge von Impfung

Passt auch zu *Arsenicum album, Nux vomica* und *Phosphorus* bei »Schnupfen, wässrig«, zu

Euphrasia bei »Schnupfen, allergisch«. Und sehen Sie auch im Kapitel Erste Hilfe unter »Folgen von Impfungen« (Seite 26).

Thuja
Dosierung: C30 in Wasser, 2-mal täglich, max. 2–3 Tage

Schnupfen, vor allem durch Kombiimpfungen; gelb-grün, eher dickflüssig; im Freien fließender/im Zimmer stockender; Krustenbildung in der Nase. Beschwerden können auch Wochen nach Impfung auftreten.
Verschlechterung: Feuchtes Wetter.

Nasennebenhöhlenentzündung (Sinusitis)

Symptome: Andauernder oder zähflüssiger oder schwer herauskommender, schleimig-eitriger, häufig übel riechender Nasenausfluss (ein-/beidseitig); verklebte Nasenlöcher; erschwerte Atmung; Berührungsschmerz (Stirn, Kiefer); evtl. Fieber. Ursachen: Bakterien, Viren; Pilze; Zahnwurzelvereiterung; Allergie; Folge eines nicht oder nicht richtig behandelten oder unterdrückten Schnupfens. Sachkundige Hilfe ist vonnöten. Homöopathie begleitend anwenden.

Zur Inhalation

Wenn Ihre Katze in der Transportbox ist, stellen Sie die dampfende Inhalationslösung in einer Schüssel vor die Klappe (Katze darf die heiße Lösung nicht erreichen!); oder Sie stellen diese in einen Raum (z. B. ins Bad), worin sich Ihre Katze dann aufhält. Keine ätherischen Öle verwenden!

Emser Salz Inhalationslösung*
Dosierung: 2–3-mal täglich

In der Apotheke erhältlich. Übergießen Sie ½ Esslöffel Emser Salz mit ½ Liter kochendem Wasser, und verwenden es tageweise im Wechsel mit Salbei- oder Thymiantee (je 2 Beutel auf ½ Liter Wasser). Nicht länger als 1 Woche am Stück.

Nasennebenhöhlenentzündung, homöopathische Arzneien

Passt auch zu *Hepar sulfuris* und *Pulsatilla* bei »Schnupfen, schleimig bis eitrig« und zu *Thuja* bei »Schnupfen, infolge von Impfung«.

Bewährte Arznei. Nasenausfluss (gelb, gelbgrün!) fließt kaum oder zäh!; zieht Fäden!; wie Klebstoff aussehend!; verklebt die Nasenlöcher; bildet gummiartige Popel oder trockene Krusten.
Verschlechterung: Kälte, Luftzug.

Kalium bichromicum
Dosierung: D12 in Wasser, 2-mal täglich, max. 10 Tage

Verstopfte Nase; Katze atmet schnorchelnd; Sekrete sind zäh (grau!; gelbgrün!; eitrig, wie Rotz); wunde Nasenlöcher. Dominantes »Gewohnheitstier«, das gerne den Überblick hat, nicht immer mutig, aber sehr wehrhaft ist, wenn in die Enge getrieben.
Besserung: Frische Luft.

Lycopodium
Dosierung: D12 in Wasser, 2-mal täglich, max. 5 Tage

Andauernd fließende Sekrete oder wie ein ständiges Schleimtröpfeln; dicker, weißer(!) oder weißgelblicher Schleim, auch fädenziehend; Nase ist verstopft; Mattigkeit.
Verschlechterung: Kälte.

Hydrastis*
Dosierung: D6, 3-mal täglich, max. 5 Tage

Dünn-eitriger Schleim, der die Nasenlöcher wund macht!; verstopfte Nase; Speichelfluss!; sehr empfindlich gegen Zugluft und Nässe; evtl. Zahnwurzelvereiterung.
Verschlechterung: Nachts in Bett-/Korbwärme.

Mercurius solubilis
Dosierung: D12 in Wasser, 2-mal täglich, max. 5 Tage

Chronische Eiterung; bes. wenn Anzeichen von Schwindel (z. B. Kopfschütteln, Sichdrehen) vorhanden sind; dick-eitrige, stinkende(!) Sekrete. Folgt gut auf *Hepar sulfuris*. Saubere, zartfühlende, schüchterne Katze; mag Nähe, aber nicht überschwänglich.
Verschlechterung: Kälte, Zugluft
Hinweis: Nicht vor/mit/nach *Mercurius*.

Silicea
Dosierung: D6, 3-mal täglich, max. 7 Tage

Entzündung des Kehlkopfes (Laryngitis) Entzündung der Luftröhre (Tracheitis)

Da sich die Symptome beider Erkrankungen bei der Katze ähneln, erfolgt eine gemeinsame Beschreibung: Rauer, trockener, seltener feuchter Husten; Hustenanfälle; gestreckter Hals; trockenes Würgen; heiseres/tonloses Miauen; Schluckbeschwerden. Ursachen: Erkältung; Abwehrschwäche; Bakterien, Viren; Reizungen; Fremdkörper; extremes Miauen. Der Rachen kann mit betroffen sein, auch eine absteigende Entzündung ist nicht selten. Das Schaffen von feuchter Wärme im Raum (z. B. im Bad) ist bei Laryngitis sehr hilfreich. Den Tierarzt aufsuchen. Homöopathie hat sich hier bestens bewährt.

Kehlkopf-/Luftröhrenentzündung, akut

Aconitum
Dosierung: C30 in Wasser, ½-stündlich, max. 5 Gaben

Durch kalten, trockenen Wind (oft von Ost/Nordost) ausgelöst; ängstliche Unruhe; heiserkrampfartiger Husten; Würgen ohne Erbrechen; Durst.
Hinweis: Danach folgt *Spongia* oft gut.

Belladonna
Dosierung: C30 in Wasser, ½-stündlich, max. 5 Gaben

Plötzlicher Hustenreiz; krampfartig/hohl/heiser, in Pausen wiederkehrend!; als wäre ein Fremdkörper im Hals; Schluckreiz! (Leerschlucken); Würgen; viel Durst.
Auslöser: Erkältung, Erschütterung.
Hinweis: Danach folgt *Hepar sulfuris* oft gut.

Lachesis
Dosierung: C30 in Wasser, stündlich, max. 5 Gaben

Flüssiges wird abgelehnt/Futter gefressen!; hustet/würgt nach dem Schlafen/Ruhen, auch bei Halsberührung; Fieber ohne Schweiß; viel Durst. Oft schlechtes Allgemeinbefinden (entweder apathisch oder unruhig bis aggressiv).
Verschlechterung: Wärme; Einengung.

Kehlkopf-/Luftröhrenentzündung, weniger akut

Katze hustet, sobald sie kalte Luft einatmet!; rau-heiserer, auch rasselnder Husten; Würgen!; würgt trocken oder Schleim; miaut heiser; kurzatmig; will keine Berührung! Akut bis chronisch.
Besserung: Wärme, Zudecken, feuchte Wärme.

Hepar sulfuris
Dosierung: D12, stündlich, max. 6 Gaben

Heiseres Miauen bis Stimmverlust!; wie Reizhusten (hohl, heiser); ausgelöst durch Kälte, Fressen, Aufregung, Hinliegen; hat viel Durst! Ängstlicher »Kasper«, engelsgleiche Schmusekatze mit plötzlichen Launen, die Beachtung haben will.
Besserung: Ruhe; Schlaf.

Phosphorus
Dosierung: C30 in Wasser, stündlich, max. 5 Gaben

Futter und Wasser bessern den Husten; Atemgeräusche, als wäre die Kehle zu eng; häufig rau klingender Hustenreiz; Miauen verursacht Husten; Würgen wie erstickend.
Verschlechterung: Bewegung, Schlaf.

Spongia
Dosierung: D6, stündlich, max. 10 Gaben

Katze hustet/würgt, wenn sie vom warmen Zimmer ins kühle/kalte Freie geht (wie *Hepar sulfuris*); viel Schleim im Kehlkopf; hustet beim Fressen/abends beim Hinlegen; Würgen mit Schleim; atmet flach.
Besserung: Wärme, Zudecken.

Rumex
Dosierung: D6, stündlich, max. 8 Gaben

Alles ist wie »zäh«; Würgereiz, doch es kommt kaum/kein Schleim; Schleim sitzt fest; ist zäh; zieht Fäden!; rauer, harter Husten (als ob etwas im Halse steckt).
Verschlechterung: Kälte.

Kalium bichromicum*
Dosierung: D12, stündlich, max. 5 Gaben

Entzündung der Bronchien (Bronchitis)

Zu Beginn häufig trockener Husten, der dann feuchter wird; Hustenanfälle; Schleimhusten; Auswurf wird oft abgeschluckt; Atemgeräusche; Schleimrasseln; behinderte Atmung bis zu Atemnot; ggf. Nasenausfluss; Fieber; Appetitlosigkeit. Ursachen: Erkältung; Bakterien, Viren; Allergien; Reizung (z. B. Rauch, Staub). Den Tierarzt aufsuchen. Homöopathie begleitend anwenden. Zur Inhalationsmaßnahme lesen Sie unter »Nasennebenhöhlenentzündung« (Seite 44).

Bronchitis, akut

Aconitum
Dosierung: C30, ½-stündlich, max. 4 Gaben

Plötzlich krank, von einer Stunde auf die andere; durch kalten, trockenen Wind! (Ost/Nordost), trockene Kälte; trockener Husten mit Unruhe und Angst!; kein/wenig Auswurf; Fieber. Hoch akute Phase.
Verschlechterung: Berührung.

Belladonna
Dosierung: C30, ½-stündlich, max. 4 Gaben

Ungewohnt unleidlich vor Erkrankung; hohl klingende Hustenanfälle, die wellenartig wiederkehren; Katze fühlt sich warm an (warmer Kopf, kalte Pfoten); wirkt eher apathisch als unruhig; Fieber.
Auslöser: Kaltwerden, Infekt.

Ferrum phosphoricum
Dosierung: D12, ½-stündlich oder 2–3-mal täglich, max. 8–10 Gaben

Wenig Krankheitszeichen; oft »nur« (hohes) Fieber oder Mattigkeit, aber sonst kaum Auffallendes; evtl. wenig/kein Appetit; kurzer, harter Husten; kaum Schleim. Bewährt bei akuter und verschleppter Bronchitis.
Verschlechterung: Stress, Bewegung.

Lachesis
Dosierung: C30 in Wasser, ½-stündlich, max. 6 Gaben

Akuter Infekthusten, kurz/heftig/trocken; Fieber; Schwäche (dabei ggf. noch unruhig bis wehrhaft); rascher Puls; würgt und erbricht evtl. Schleim; viel Durst. Herz-/Kreislauf-Beschwerden. Durch Bakterien/Viren.
Verschlechterung: Nach Schlaf, Wärme.

Bewegungsunlust; Bewegung schmerzt; extremer Durst!; schnelle, flache Atmung; beginnender harter/schmerzhafter Husten; kaum Auswurf. Liegt und möchte ihre Ruhe haben. Brustfellentzündung.
Besserung: Frische Luft, Trinken.

Bryonia
Dosierung: C30 in Wasser, ½-stündlich, max. 8 Gaben

Husten mit viel Schleim bei Bronchitis

Husten mit Auswürgen von (viel) Schleim!; heftiger, wie erstickender Husten; rasselnde oder wie asthmatische Atmung; Speichelfluss; evtl. violette Zunge.
Verschlechterung: Feuchte Wärme, feuchte Kälte.

Ipecacuanha
Dosierung: D6, ½-stündlich, max. 10 Gaben

Aus der Tiefe kommender Husten, der hohl klingt!; rasch aufeinanderfolgende Hustenanfälle; würgt wie erstickend; Schleimrasseln/-auswurf; Atmung wie Asthma; Mattigkeit.
Besserung: Im Freien, langsame Bewegung.

Drosera
Dosierung: D6, stündlich, max. 8 Gaben

Wärme und Ruhe bessern. Rauer, erschütternder Husten; Schleim ist weiß oder gelb; Husten ausgelöst durch Stress, Fressen, Trinken, Kälte; flache/schnelle Atmung!; viel Durst! Asthma der Katze.
Verschlechterung: Bewegung.

Phosphorus
Dosierung: C30, in Wasser, stündlich, max. 8 Gaben

Wechselhafte Symptome/Verhaltensweise. Krampfhafter, veränderlicher Husten, schlechter in Wärme!; hustet, sobald sie liegt! Schleimrasseln. Liebt Nähe, Trost, Streicheln. Auch Asthma; Allergie.
Verschlechterung: Warmes Zimmer.

Pulsatilla
Dosierung: C30 in Wasser, stündlich, max. 6–7 Gaben

Schleimrasseln in der Luftröhre; Katze richtet sich immer wieder auf, um besser atmen zu können, Husten mit Würgen, Schleim löst sich sehr schwer; zunehmende Schwäche; mag Berührung nicht.
Verschlechterung: Wärme.

Tartarus emeticus*
Dosierung: D12, stündlich, max. 7 Gaben

Husten bzw. Atembeschwerden bei chronischer Bronchitis

Sehen Sie auch die Arzneien unter den vorangegangenen Abschnitten.

Arsenicum album
Dosierung: C30 in Wasser, 2-mal täglich, max. 5 Tage

Periodisches Auftreten; Husten mit Unruhe/Ängstlichkeit!; rau-heiserer Husten (nachts am schlimmsten); Atembeschwerden; pfeifende Atmung; rasch kraftlos/appetitlos. Asthmatische Atmung mit Unruhe! Allergien. Unsicher, daher evtl. aggressiv.
Besserung: Frischluft, Wärme.

Natrium chloratum
Dosierung: C30, 1-mal täglich, max. 4 Tage

Reservierte, brave Katze, die hart im Nehmen und kein Schmuser ist. Krampfhafter Husten, schlechter beim Hereinkommen ins warme Zimmer; Kurzatmigkeit; Tränenfluss bei Wind; tränende Augen; evtl. rissige Nase, Haut. Asthma.
Verschlechterung: Sonne, Frühjahr.

Sulfur
Dosierung: D12; 2-mal täglich, max. 4 Tage

Husten nach unterdrückten Hautausschlägen; wiederkehrende Bronchitis nach Antibiotika-Therapie; verschleppte Bronchitis; trockener, würgender Husten; Schleimrasseln beim Atmen. Fell riecht ungesund; Katze mit Hautproblemen.
Besserung: Frischluft, Bewegung.

Silicea
Dosierung: D12, 2-mal täglich, ca. 6 Tage

Langsame Erholung vom Infekt. Schwächelnde, schlanke Katzen, die rasch erkältet sind; Husten in Anfällen mit Schleim; dicke Lymphknoten. Pflegeleichte »Porzellan-Katze« mit wenig Selbstvertrauen, aber Eigensinn. Schwächelnde Katzenkinder.
Verschlechterung: Zugluft, Kälte.

HERZ-BLUTKREISLAUF

Herzschwäche

Symptome werden bei der Katze häufig erst spät bemerkt: Bewegungsunlust; schnelle Ermüdung; beschleunigte/schwere Atmung bei Bewegung; Atemnot/Hecheln; Angst; bläuliche Zunge und Schleimhäute; Bauchwasser; Ödeme; kurzzeitige Bewusstlosigkeit; Herzhusten; Appetitlosigkeit. Ursachen: Altersherz; angeborene/erworbene Herzerkrankung (Muskel, Gefäße, Klappe[n], Beutel); Infektion; Entzündungen; Giftstoffe; Medikamente; Schilddrüsenleiden. Den Tierarzt aufsuchen. Homöopathie kann hier sehr gute Hilfe leisten.

»Die tägliche Herzpflege« für herzkranke und ältere Katzen oder solche mit leichter Herzschwäche; Schwäche in Anfällen; schnelle Ermüdung; Atembeschwerden bei Anstrengung. Herzmuskel/-kranzgefäße.

Crategus
Dosierung: D1, 1–2-mal täglich, länger geben

Schnell überanstrengt(!) bei Bewegung; rasche/kurze Atmung; ggf. Hecheln; Erschöpfung; ggf. Taumeln. Beziehung zum Herzmuskel!

Arnica
Dosierung: D8, 2-mal täglich, zunächst 7 Tage, ggf. wiederholen

Herz reagiert rasch auf Außenreize/Stress; der Typ neigt zur »Berg-und-Tal-Fahrt« (auch bezüglich des Verhaltens); schnell erschöpft; Schwäche; Kurzatmigkeit; rascher Puls/Herzschlag; Ohnmacht; Unruhe.
Verschlechterung: Stress, Impfung.

Phosphorus
Dosierung: C30 in Wasser, 2-mal täglich, max. 5 Tage

Herzrhythmusstörungen; Ödeme; Husten. Zurückhaltende, spröde Katze, kein Schmuser, aber ein treuer Partner, der allen Kummer speichert (auch den seines Menschen).
Verschlechterung: Anstrengung, Stress.

Natrium chloratum
Dosierung: C30 in Wasser, 1-mal täglich, ca. 5 Tage

Herzklappenfehler! Herzhusten; Herzrhythmusstörung; Kreislaufschwäche auch ohne organische Ursache; Kurzatmigkeit; Schwäche bis zum Niedersinken.
Verschlechterung: Wärme, Frühjahr.

Naja tripudians*
Dosierung: D8, 2-mal täglich, zunächst 7 Tage

Kalium carbonicum*
Dosierung: D6, 2-mal täglich, ca. 7–10 Tage

Altersherz; anfallsweise Schwäche, mitunter schon bei etwas mehr Bewegung als gewöhnlich; Ödeme; Husten; Gelenkbeschwerden. Herzmuskel/-beutel/-kranzgefäße.
Verschlechterung: Kälte, Stress.

Lachesis
Dosierung: D8, 2-mal täglich, max. 7 Tage

Folgen von Infektionen; beschleunigte Atem/Herzfrequenz; Hecheln; Schwäche bis Niedersinken; Husten; plötzliche(s) Schwäche/Umfallen. Herzgefäße! Linksseitigkeit!
Verschlechterung: Frühjahr, Sommer, Hitze.

Carbo vegetabilis
Dosierung: D12, 1-mal täglich, zunächst 7 Tage

Folgen von Antibiotika, Vergiftungen, Lungenleiden; große Schwäche bis zum Niedersinken; schneller Herzschlag, schwacher Puls, kurze Atmung; Blähungen!

Arsenicum album
Dosierung: D12, 1-mal täglich, ca. 1 Woche

Geschwächt und Ruhelosigkeit! Folge von Vergiftungen, Krankheit, Strapaze; Unruhe bes. nachts; viel Durst auf kleine Mengen!; liegt viel; Husten. Herzmuskel/-beutel/-kranzgefäße. Altersherz.
Besserung: Wärme.

Erbrechen (Vomiting)

Katzen erbrechen häufig ohne krankhafte Ursache oder z. B. durch Grasfressen; durch Haarballen im Magen, Stress, Reisekrankheit. Erhebliche Ursachen sind z. B. Medikamentnebenwirkungen; Vergiftungen; Magenschleimhautentzündung, Leber-, Nierenerkrankung; Infektionen. Gehen Sie zum Tierarzt, wenn das Erbrechen anhält und die Homöopathie in 1–2 Tagen keine Besserung erwirkt.
Hinweis: Sehen Sie auch unter »Magenschleimhautentzündung«, Seite 56.

Erbrechen durch Nervosität, Stress, Streit

Passt auch zu *Ipecacuanha* unter »Erbrechen durch Futter, Verdorbenes«.

Empfindsame Katze, die leicht erbricht (auch durch Wechsel von Futter/-zeiten); schleimig, gelblich; Futterbrei. Anhänglicher Schmuser, in dem auch mal ein »kleiner Teufel« stecken kann, der Furcht im Dunkeln, durch Geräusche und durchs Alleinsein hat.
Auslöser: Auch Süßigkeiten.

Phosphorus
Dosierung: D12, 2–3-mal täglich, max. 6 Gaben

Nervöse Katze mit »Reizmagen« und niedriger Reizschwelle; verspannt, streitbar, unruhig, furchtsam. Erbricht oft 1–2 Stunden nach dem Fressen; Schleim; Futterbrei.
Auslöser: Auch Medikamente, Futter.

Nux vomica
Dosierung: C30, 2–3-malig.

Unsichere Katze, die wie getrieben wirkt (Unruhe), aggressiv sein kann, oft schlank ist, bei Erkrankung rasch abmagert. Viel Durst (stets auf kleine Menge); Erbrechen (Schleim; gelb, Futter), evtl. mit Durchfall.

Arsenicum album
Dosierung: C30, 2–3-malig

Sanftmütige Katze mit wechselhaften Launen; unterwürfig, findet jeden nett, Angst beim Alleinsein, durch Veränderungen. Schleimerbrechen, jedes Mal anders.

Pulsatilla
Dosierung: C30, 2-malig.

Ignatia
Dosierung: C30, 2–3-malig

Hysterische Katze, widersprüchliches, paradoxes Verhalten; abrupter Wechsel von lieb zu bissig, aber sehr feinfühlig; miaut, gähnt viel. Viel Speichel; Erbrechen (Futter, Schleim), frisst aber dennoch.
Auslöser: Kummer, Strafe.

Ferrum metallicum*
Dosierung: D8, 3–5-malig

Erbricht immer nach dem Fressen oder unterbricht das Fressen und erbricht; Wechsel von heißhungrig/appetitlos, von Durchfall/Verstopfung. Erregt, nervös, bald müde.
Auslöser: Auch Hühnerei.

Erbrechen durch Futter, Verdorbenes, Medikamente

Vergleichen Sie auch die Arzneien unter »Erbrechen durch Nervosität, Stress, Streit«.

Okoubaka
Dosierung: D1, ¼-stündlich, max. 6 Gaben

Erstmaßnahme bis zum Tierarzt bei Vergiftung oder Verdacht darauf; ansonsten durch verdorbenes, ungeeignetes Futter; starke Medikamentenwirkung.

Ipecacuanha
Dosierung: D6, ½-stündlich, max. 6 Gaben

Schleimerbrechen; würgt/erbricht plötzlich reichlich Schleim; oft schwallartig; auch Galle; grün; durch zu viel Futter. Durcheinanderfressen; durch Fettes, Kaltes.
Auslöser: Auch durch Ärgernisse.

Pulsatilla
Dosierung: D6, ½-stündlich, max. 5 Gaben

Durch Fettes!, Backwaren, viel Durcheinander, Eiskaltes!; Mineralzusätze; erbricht Futterbrei; Schleim!; auch gelb-grün; grün; Galle; wechselhafte Symptome!

Arsenicum album
Dosierung: D12, ½-stündlich, max. 5 Gaben

Durch Gammeliges; Trinken aus verseuchten Tümpeln/Gräben/Pfützen; durch eiskaltes Futter!, Schnee; Käse. Evtl. mit Durchfall (auch übler Geruch); erbricht häufig; erbricht das Futter; auch grün/braun/gelb schleimig; übel riechend. Schwäche.

Durch ein »Übermaß« (Medikamente, Futter); viel Durcheinander; Verdorbenes; zu reichhaltiges Futter; auch durch Kräuter! Medikament-Nebenwirkungen!, Narkose; erbricht das Futter; Schleim!; auch Galle.

Nux vomica
Dosierung: D6, ½-stündlich, max. 6 Gaben

Durch Süßes; süchtig nach Süßem; verursacht aber Erbrechen oder/und Durchfall; Blähungen; Unruhe; erbricht Schleim!; evtl. durchsichtig.

Argentum nitricum
Dosierung: C30 in Wasser, ½-stündlich, max. 5 Gaben

Durch zu kaltes Wasser; Kaltwerden; würgt und erbricht plötzlich und mit großer Unruhe! Angst; Hecheln; Herzjagen.
Verschlechterung: Berührung.

Aconitum
Dosierung: C30, ½-stündlich, max. 6 Gaben

Erbrechen mit Durchfall

Oft heftiges Erbrechen und Durchfall in reichlicher Menge (braun/grünlich); Erbrechen mit Durchfall und dennoch Appetit!; großer Durst; Schwäche!
Besserung: Im Liegen.

Veratrum album
Dosierung: D12, ½-stündlich, max. 5 Gaben

Rasch zunehmende Schwäche; erbricht Galle, das ganze Futter oder Schleim; oft stinkender Durchfall; Erbrechen mit Durchfall und Unruhe! viel Durst (jeweils kleine Menge). Periodisch wiederkehrende Beschwerden.
Verschlechterung: Ab Mitternacht.

Arsenicum album
Dosierung: D12, ½-stündlich, max. 5 Gaben

Erbrechen von Schleim und schleimiger Durchfall (grün-gelb); Erbrechen bei leerem Magen; erbricht in einem Schwall; die Zunge ist sauber (nicht belegt); kolikartige Schmerzen. Wiederkehrende Beschwerden, z. B. jeden 2. Tag.

Ipecacuanha
Dosierung: D6, ½-stündlich, max. 8 Gaben

Wenn die Katze vor jedem Durchfall Bauchkrämpfe hat, sich zusammenkrümmt, ihren Bauch gegen den Boden oder einen Gegenstand drückt; wässrig-schleimiger Durchfall mit Erbrechen.
Besserung: Wärme, Bauchreiben.

Colocynthis
Dosierung: D6, ½-stündlich, max. 7 Gaben

Erbrechen durch Reisekrankheit

Beginnen Sie mit den aufgeführten Arzneien 2-mal täglich schon 2 Tage vor der Fahrt/Reise, ansonsten eine Stunde vor Fahrt- oder Reisebeginn.

Cocculus
Dosierung: D6, ½-stündlich oder 3-mal täglich, max. 8 Gaben

Bewährte Arznei. Erbrechen in Auto, Bahn, Schiff, Flugzeug; viel Speichelfluss; erbricht oft in einem Schwall; lässt evtl. Urin. Angst, Nervosität, ggf. Hecheln.

Tabacum*
Dosierung: D12, ½-stündlich oder 2-mal täglich, max. 6 Gaben

Erbrechen mit Schwäche; »sterbenselend« bei Fortbewegung; krampfhaftes Würgen/Erbrechen; viel zäher Speichel; besser bei Frischluftzufuhr und in frischer Luft!

Borax
Dosierung: D6, ½-stündlich oder 3-mal täglich, max. 8 Gaben

Flugkrankheit; verträgt keine Abwärtsbewegung (auch Lift, Berg-/Talfahrt); Angst; Zittern; Würgen/Erbrechen; evtl. Schluckauf, Blubbern im Bauch.

Erbrechen durch Verletzung

Arnica
Dosierung: C30, ¼-stündlich, max. 5 Gaben

Traumamittel; Prellung, Unfall, Schock, Erschütterung (z. B. Gehirn); wie benommen; erbricht häufig; evtl. Blut; Erbrochenes stinkt oder riecht wie faule Eier.

Magenschleimhautentzündung (Gastritis)

Plötzliches oder schleichend zunehmendes Erbrechen; appetitlos; Grasfressen; Anzeichen von Bauchschmerz/-krampf; Mattigkeit; Austrocknung bei lang anhaltendem Erbrechen; Blutbeimengung (Magenschleimhautschäden; Magengeschwür); Ursachen: z. B. Fütterungsfehler; Parasiten; Fremdkörper; Vergiftung; Medikamente; Stress; Infektionen; Nierenleiden. Ist der Darm mit betroffen (Gastroenteritis), tritt auch Durchfall auf. Die Katze 24 Stunden fasten lassen, für Flüssigkeitszufuhr sorgen, dann mehrere kleine Diätmahlzeiten. Den Tierarzt aufsuchen. Homöopathie begleitend anwenden. Vergleichen Sie auch die Arzneien zu der Rubrik »Erbrechen«.

Plötzliches Erbrechen von Futterbrei mit oft viel Schleim (oder -fäden), teils große Mengen; gelb, gallig, grün; würgt/erbricht weiter, wenn der Magen leer ist. Akut. **Verschlechterung**: Bewegung, Stress.	**Ipecacuanha** **Dosierung**: D6, ½-stündlich, 3 Gaben, dann stündlich, max. 3 Gaben
Krampfhaftes Erbrechen; plötzlich/heftig; streckt/dehnt den Rücken so, als ob der Rücken schmerzen würde (Bauchentlastung); sehr berührungsempfindlich; viel Durst. Akut.	**Belladonna** **Dosierung**: C30 in Wasser, ½-stündlich, max. 6 Gaben
Großer Durst (vorher/danach oder immer); erbricht, wenn sie sich bewegt!; will ihre Ruhe; gelb-schleimiges Erbrechen wie Galle; harter, angespannter Bauch. Eher akut. **Verschlechterung**: Bewegung, Berührung.	**Bryonia** **Dosierung**: C30 in Wasser, stündlich, max. 5 Gaben
Erbricht bald nach dem Fressen; erbricht ohnehin leicht!; gelblicher Schleim; evtl. Blutbeimengung; rasch matt, kraftlos; Bauch hart, berührungsempfindlich. Akut, chronisch. **Besserung**: Ruhe, Massieren.	**Phosphorus** **Dosierung**: C30 in Wasser, stündlich, max. 6 Gaben
Unruhe und Angst vor/bei dem Erbrechen; würgt und erbricht nach dem Fressen, bei leerem Magen; auch Leerwürgen; erbricht Schleim (weiß, gelb, blutig), auch mit Durchfall. Verliert schnell an Kraft/Substanz oder schleichender Prozess. **Verschlechterung**: Nachts, (Eis-)Kaltes.	**Arsenicum album** **Dosierung**: D12, ½-stündlich, max. 5 Gaben
Erbrechen von Futter oder Schleim; veränderlich in Art und Aussehen!; gallig, gelblich, grünlich. Sucht kühle Plätze, braucht Trost, »klebt am Rockzipfel«. Akut, chronisch. **Verschlechterung**: Fettes, Backwaren, Kaltes.	**Pulsatilla** **Dosierung**: D12, ½-stündlich, max. 5 Gaben

Thuja
Dosierung: C30, stündlich, max. 3 Gaben

Magenbeschwerden infolge von Impfung, mit Würgen und/oder Erbrechen; Zittern der Beine; evtl. Beschwerden der Gliedmaße; Fieber.

Durchfall (Diarrhoe)

Durchfall ist das Hauptmerkmal bei Darmverstimmung oder -entzündung (Enteritis). Plötzlich auftretender oder schleichend zunehmender Durchfall; Appetitlosigkeit; Darmgeräusche; Blähungen; berührungsschmerzhafter Bauch; evtl. Fieber. Erbricht die Katze zudem, ist meist der Magen mit betroffen. Ursachen: Ernährungsfehler (z. B. zu kaltes/ungeeigetes/verdorbenes Futter), Parasiten, Impfung, Medikamente, Vergiftung, Bakterien, Viren; Erkrankungen der Leber, Bauchspeicheldrüse, Niere oder Gebärmutter. Ein Tierarzt ist aufzusuchen. Homöopathie hat sich bei Durchfall bestens bewährt.

Durchfall durch Fütterungsfehler

Passt auch zu *Veratrum album* bei »Durchfall mit großer Schwäche«, zu *Belladonna* bei »Durchfall durch Kälte, Nässe«.

Arsenicum album
Dosierung: D12, ¼-stündlich oder 3-mal täglich, max. 6 Gaben

Durch Eiskaltes!; verdorbenes Futter; gammeliges Wasser; Kot häufige kleine Mengen, schleimig, wässrig!; Geruch faulig, aashaft. Matt und doch ruhelos!, rasch entkräftet.
Auslöser: Auch Antibiotika, Infektion.

Nux vomica
Dosierung: D6, ¼-stündlich, max. 6 Gaben

Das »Zu-viel-Mittel« (zu reichhaltig, zu fett, zu viel Durcheinander); Medikamente!; Wurmkur. Durchfall braun, schleimig, breiig bis wässrig; Darmgeräusche! Blähungen; Krämpfe!
Verschlechterung: 1–2 Stunden nach dem Fressen.
Auslöser: Auch Infektion, Kälte.

Pulsatilla
Dosierung: D6, ½-stündlich, max. 10 Gaben

Fettreiches! Backwaren; Kaltes. Veränderliche Symptome; Kot mal breiig, mal schleimig, mal dünn; mal wenig/viel; braun/gelblich/gallig; Blähungen. Anhänglichkeit.
Auslöser: Auch Wärme, Rolligkeit, Medikamente.

Durch Milch; Milchhaltiges; jämmerliches Miauen; schmerzhafter Bauch; Darmgeräusche; Durchfall spritzt heraus, breiig-wässrig, riecht übel. Katzenkinder.

Magnesium carbonicum*
Dosierung: D6, ½-stündlich, max. 6 Gaben

Durch den kleinsten Futterwechsel; unregelmäßige Fütterung; ungeeignetes Futter; Kot dünnbreiig, schleimig, gelblich!; mal wenig, mal viel Appetit. Frisst bei Fieber, frisst nachts! Schreckhaft, lieb, aber launenhaft.
Auslöser: Auch Kortison!, Stress, Kälte.

Phosphorus
Dosierung: D12, ½-stündlich oder 2-mal täglich, max. 6 Gaben

Durchfall durch Kälte, Nässe

Passt auch zu *Phosphorus* unter »Durchfall durch Fütterungsfehler«.

Folge von Nässe und Kaltwerden (Regen, nasse Böden, unfreiwillges Bad); Kot schleimig, wässrig, übler Geruch; ggf. herausspritzend; Unruhe! Durchfall mit Erbrechen, auch schwerster Art.
Auslöser: Auch Infektion.

Rhus toxicodendron
Dosierung: D12, ½-stündlich, max. 6 Gaben

Durch Kaltwerden, auch durch eiskaltes Futter; Durchstrecken des Rückens, als habe die Katze Rückenschmerz; Durchfall: plötzlich; heftig, häufiger Absatz, grünlich, evtl. mit Blut; Bauchschmerz, der pausiert und dann wieder auftritt.

Belladonna
Dosierung: C30 in Wasser, ½-stündlich, max. 4 Gaben

Typisch ist der Kotzwang, das Kotpressen (stetiges Pressen, viele kleine Mengen oder auch mal erfolglos); Kot schleimig, breiig, wässrig, braun, grünlich, blutgemischt; Afterjuckreiz; stinkend!

Mercurius solubilis
Dosierung: D12, ½-stündlich, max. 6 Gaben

Durchfall durch Medikamente, Impfung

Passt auch zu *Nux vomica* und *Arsenicum album* unter »Durchfall durch Fütterungsfehler«.

Sulfur
Dosierung: D12, ½-stündlich oder 2-mal täglich, max. 6 Gaben

Folge von Kortison!; Antibiotika, Impfungen; Durchfall schleimig, grünlich, gelb, hell, breiig, riecht übel; Blähungen (Faule-Eier-Geruch); viel Kotdrang; Afterjuckreiz. Akut, chronisch, wiederkehrend!
Auslöser: Auch Infektion, Stoffwechselstörungen.

Pulsatilla
Dosierung: D12, ½-stündlich, max. 5 Gaben

Folge von Hormontherapie; Kamillentee, Missbrauch von *Sulfur*. Dünner, oft gelblicher Kot, der jedes Mal anders aussieht. Anhänglich, wechselhaftes Verhalten
Verschlechterung: Wärme.

Thuja
Dosierung: C30, stündlich, max. 4 Gaben

Folgen von Impfungen; vor allem Kombiimpfung; Durchfall mit Schleim; plötzlich herausschießend (nach Impfung oder Tage später, nach dem Fressen, morgens nach dem Fressen); Bauchgeräusche; Blähungen.
Besserung: Wärme.

Silicea
Dosierung: D12, stündlich, max. 5 Gaben

Folge von Impfung; stinkender Durchfall!; gelb/hellgelb; viel Kotpressen nach dem Kotabsatz(!) (als ob noch etwas nachkommt, was oft nicht der Fall ist); Blähungen; Bauchgeräusche. Auch Katzenkinder, die nach Impfung nicht gedeihen.
Besserung: Wärme.

Durchfall, der herausspritzt

Passt auch zu *Rhus toxicodendron* unter »Durchfall durch Kälte, Nässe« und *Carbo vegetabilis* unter »Durchfall mit großer Schwäche«.

Natrium sulfuricum
Dosierung: D6, ¼-stündlich, max. 8 Gaben

Spritzt mit viel Gasen heraus; in einem Guss; reichliche Menge; dünn, breiig, wässrig, mit festen Kotteilchen darin; übel riechend; krampfhaft gespannter Bauch.
Verschlechterung: Nebel, Regen, morgens.

Plötzlich herausspritzender Durchfall mit lautem Gurgeln, mit Gasen, bald nach dem Fressen; morgens! Bauchgeräusche; Kot breiig, wässrig, hellbraun.

Thuja
Dosierung: C30 in Wasser, 1/4-stündlich, max. 6 Gaben

Durchfall mit aashaftem Geruch

Passt auch zu *Arsenicum album* unter »Durchfall durch Fütterungsfehler«, *Rhus toxicodendron* unter »Durchfall durch Nässe«, *Carbo vegetabilis* unter »Durchfall mit großer Schwäche«, zu *Silicea* unter »Durchfall durch Impfung«.

Riecht wie verfaultes Fleisch; Kot schleimig, blutgemischt; rascher Puls/kaum Fieber oder langsamer Puls/Fieber; matt; Kreislaufschwäche! Zittern. Schwere Infektionen.

Pyrogenium
Dosierung: C30, 1/4-stündlich, max. 4 Gaben

Durchfall mit großer Schwäche

Passt auch sehr zu *Arsenicum album* unter »Durchfall durch Fütterungsfehler«.

Infektionen. Durchfall verursacht große Schwäche; Kot gussartig, hellbraun; wässrig; wie Wasser. Liegt schwach, matt; viel Durst; hat bei Durchfall mit evtl. auch Erbrechen oft dennoch Appetit. Akut.
Auslöser: Auch Verdorbenes!

Veratrum album
Dosierung: C30, 1/4-stündlich, max. 4 Gaben

Zittert nach Durchfall; Schwäche/Kreislauf!; hechelt; Darmgärung; viele Gase!; faulig riechend; Kot dünn schleimig, wässrig, breiig, aashafter Geruch.
Verschlechterung: Feucht-warmes Wetter.
Auslöser: Infektion, Verdorbenes, Saures.

Carbo vegetabilis
Dosierung: C30, 1/4-stündlich, max. 4 Gaben

Durchfall bei Zahnung/Zahnwechsel

Chamomilla
Dosierung: D6, stündlich, max. 8 Gaben

Kot riecht wie faule Eier; Durchfall braunschleimig, wässrig; Blähungen; krümmt den Rücken. Unleidlich!, wie trotzköpfig; kratzbürstig; unruhig; müde.

Calcium carbonicum
Dosierung: C30 in Wasser, stündlich, max. 5 Gaben

Saurer, käsiger Geruch; die ganze Katze riecht evtl. säuerlich; Kot dünn, heller; erst normal/dann dünner. Gemütliche Katze mit großem Kopf, dickem Bauch.

Durchfall durch Aufregung, Angst

Passt auch zu *Phosphorus* und *Arsenicum album* unter »Durchfall durch Fütterungsfehler«.

Gelsemium
Dosierung: C30, ¼-stündlich, max. 4 Gaben

Aufregung mit Zittern »vor« einem stressigen Ereignis (z. B. Tierarzt, Ausstellung, Reiseantritt); Durchfall gelbbraun, grünlich, gegoren, mit Kotklümpchen.
Auslöser: Auch Trennung; Ortswechsel.

Argentum nitricum*
Dosierung: C30, ¼-stündlich, max. 3 Gaben

Unruhiger Typ, der bei Aufregung stets durchfällig wird; wie »Lampenfieber«, Kot schleimig, breiig, grünlich, übler Geruch, Durchfall bald nach dem Trinken.
Auslöser: Auch durch Süßes.

Durchfall durch Verwurmung

Gemeint ist eine hartnäckige Verwurmung trotz regelmäßiger Wurmkur.

Abrotanum
Dosierung: D3, 3-mal täglich, ca. 2 Wochen

Magerkeit trotz guten Appetits, tränende Augen; dicker Bauch; Blähungen; ggf. mattes Fell. Immer wieder mal Durchfall im Wechsel mit normalem Kot!

Dieser Typ zieht Würmer magisch an. Schlaffe Muskeln; großer Kopf, dicker Bauch, beharrlich; eher ängstlich als mutig; liegt gerne; Allesfresser(in).
Auslöser: Auch durch Milch.

Calcium carbonicum
Dosierung: C30 in Wasser, 1-mal täglich, max. 5 Tage

Verstopfung (Obstipation)

Erschwerter oder tageweise fehlender Kotabgang; steinharter Kot; häufiger Versuch zum Kotabsatz; Kotabgang mit Schmerzlauten; verweigert Futter; wirkt matt; evtl. Erbrechen. Ursachen: z. B. Bewegungsmangel; Fütterung (z. B. Trockenfutter und zu wenig Flüssigkeit); Haarballen; Stress; Folge von Narkose, Medikamenten; Analverletzung; Darmerkrankungen. Den Tierarzt aufsuchen, wenn die Verstopfung sich nicht baldmöglichst reguliert. Homöopathie begleitend anwenden.

»Stubenhocker-Mittel«. Durch zu ballastreiches Futter bei Mangel an Bewegung; Folge von Narkose, Medikamenten. Schwerer Kotabsatz; viel Kotpressen; erfolgloses Pressen; reckt/streckt sich; krümmt den Rücken; steht/geht angespannt.

Nux vomica
Dosierung: D12, stündlich, max. 5 Gaben

Katze möchte fressen, schlafen, ihre Ruhe und Bequemlichkeit, wobei sie im Freien ungewohnt lebhaft wirken kann. Zu Verstopfung veranlagt; große Kothaufen; schleimüberzogen; braucht zum Kotlassen viel Bewegung! Haut-/Fellprobleme.
Verschlechterung: Berührung.

Graphites
Dosierung: C30 in Wasser, stündlich, max. 5 Gaben

In der Fremde, durch Bewegungsmangel; hat oft Blähungen!; frisst launenhaft, sortiert Futter aus. Dominant, will sich behaupten, weicht aber Ranghöheren aus; hat oft Furcht vor Ungewohntem, ist häufig eifersüchtig.
Besserung: Bewegung.

Lycopodium
Dosierung: C30 in Wasser, stündlich, max. 5 Gaben

Calcium carbonicum
Dosierung: D12, 2-mal täglich, max. 4 Tage

Neigt zu Verstopfung, fühlt sich bei verzögertem Koten wohl; energielos nach Kotlassen. Gewichtige Katze, nicht richtig unterwürfig, nicht richtig dominant; frisst alles.
Besserung: Mäßige Bewegung.

Opium
Dosierung: C30 in Wasser, 2-stündlich, max. 7 Gaben

Nach Narkose ist der Darm wie gelähmt; erfolgloses Kotpressen; oft kein Kotdrang. Sehr ruhig oder unruhig; teilnahmslos oder überempfindlich.
Auslöser: Auch nach Schreck, Schock.

Staphisagria
Dosierung: D12, 2-stündlich, max. 6 Gaben

Folge von Schnittverletzung (Bauchoperation; Sterilisation); untätiger Darm; schwer abgehenden, harter Kot; viel Pressen, Bauchkrämpfe, Erbrechen; Zittern.
Hinweis: Passt zu *Opium*.

Natrium chloratum
Dosierung: C30 in Wasser, 2-mal täglich, max. 4 Tage

»Spröder Typ« mit trockener Haut, der schnell verstopft ist (bes. durch Trockenfutter), wenn er/sie zu wenig trinkt, bei Stress im Haushalt. Reservierte Katze, die alles speichert, vor allem das Kummervolle (auch das des Halters!).
Auslöser: Auch Kummer, Strafe.

Leberbelastung, Leberentzündung (Hepatitis)

Die Leber wird z. B. belastet, wenn sie vermehrte Entgiftung leisten muss (z. B. durch künstliches Futter, Wurmkur, Impfung), wobei die Katze wenig Appetit und Antrieb haben kann, evtl. auch erbricht. Bei akuter Leberentzündung tritt z. B. Schwäche, Erbrechen, ggf. Durchfall, Druckschmerz im Oberbauch, Fieber auf. Ferner sind dunkler Urin/heller Kot und Gelbfärbung der Haut/Schleimhäute möglich. Der Tierarzt ist vonnöten. Die sanft und schadlos wirkende Homöopathie ist bei Lebererkrankung von Vorteil. Leicht verdauliche, fettarme Kost füttern, Traubenzucker oder Honig hinzufügen.

Leberbelastung (zur Unterstützung der Entgiftung)

Bewährt bei Leberbelastung, -störung, -vergrößerung; unterstützt die Entgiftung und den Abfluss.
Hinweis: Danach *Taraxacum*.

Carduus marianus*
Dosierung: D1, 2-mal täglich, ca. 2 Wochen

Der Löwenzahn hat eine große Beziehung zur Leber und Galle und hat sich zur Entgiftungsunterstützung bestens bewährt.
Hinweis: Danach *Chelidonium*.

Taraxacum*
Dosierung: D1, 2-mal täglich, 2 Wochen

Weitere Lebermittel

Akute oder chronische Leberentzündung mit schnell sinkender Lebenskraft! Schwäche mit Unruhe/Angst; appetitlos; Durst auf viele kleine Mengen; ggf. Erbrechen; Durchfall (übel riechend, auch wie Aas).

Arsenicum album
Dosierung: D12, 2-mal täglich, max. 4 Tage

Schläft viel; erbricht; Wechsel zwischen viel/wenig/kein Appetit, Durchfall und normalem/zu festem Kot (heller, grau, gelb); Bauchdruckschmerz rechts; niedergeschlagen.
Hinweis: Passt zu *Carduus marianus*.

Chelidonium*
Dosierung: D6, 2-mal täglich, max. 1 Woche

Leberentzündung (akut/chronisch); appetitlos!; heller Kot; Gelbsucht! Durchfall (bes. morgens); erbricht Futter; Blähungen; Bauch hart, empfindlich. Sensibel, zartgliedrig, schmusig, beißt aber ggf. mal zu, ist relativ launisch.
Hinweis: Passt zu *Carduus marinanus**.

Phosphorus
Dosierung: D12, 2-mal täglich, max. 6 Tage

Leberentzündung, -schwellung, -stauung; Folge von einem »Zuviel« (z. B. Medikamenten, reichhaltigem Futter), von Vergiftung, Verstopfung, Durchfall, Erbrechen. Angespannte Katze, schreckhaft, reizbar und häufig in Raufereien verwickelt.

Nux vomica
Dosierung: D6, 3-mal täglich, max. 5 Tage

Lycopodium
Dosierung: D12,
2-mal täglich,
max. 4 Tage

Eher chronische Leberentzündung/-störungen. Typisch: Frisst einen Happen, geht weg, kommt wieder, frisst den Rest, oder auch appetitlos; wie aufgeblähter Bauch; Durchfall im Wechsel mit Verstopfung. Dominant, aber wenig Selbstvertrauen.
Hinweis: Passt gut zu *Taraxacum*.

Sulfur
Dosierung: D12,
2-mal täglich,
max. 4 Tage

Akutes und chronisches Leberleiden; neigt zu dünnem Kot, Fell/Körpergeruch!; hat oft Hautprobleme. Träge, selbstbewusste, intelligente Katze, die alles erkunden muss.
Hinweis: Nicht vor *Lycopodium* geben.

Natrium sulfuricum
Dosierung: D6,
2-mal täglich,
max. 7 Tage

Gallen- und chronische Leberbeschwerden; Blähungen; Kot geht mit Gasen ab; dunkler/grünlicher Kot bis Durchfall (bes. morgens); oft Bauchdruckschmerz; Gelbsucht!
Verschlechterung: Nebel, nasse Witterung.

Harnblasenentzündung (Zystitis)

Symptome: Katze läuft häufig zum Katzenklo oder ins Freie, um zu urinieren; versucht wiederholt, Harn zu lassen; lässt jeweils nur (sehr) kleine Harnmengen; uriniert mit Schmerzlauten/in evtl. gekrümmter Haltung; verliert Harn; Blutbeimengung im Harn, evtl. Fieber. Ursachen: Erkältung; Abwehrschwäche; Bakterien; Blasenentleerungsstörung; Verletzung der Blasenschleimhaut; Nierenleiden. Den Tierarzt aufsuchen. Die Homöopathie hat sich hier sehr gut bewährt.

Harnblasenentzündung, akut

Hoch akutes Stadium; (sehr) unruhige Versuche, Harn zu lassen; Harnlassen mit (großer) Unruhe; schmerzhaftes Urinieren; jeweils geringe(!), seltener große Harnmenge.
Auslöser: Kalter, trockener Wind, Bakterien.

Aconitum
Dosierung: C30, ½-stündlich, max. 3–4 Gaben

Schmerzhafte Symptome, die plötzlich heftig auftreten, wieder nachlassen, wieder heftig auftreten! (Harndrang, Urinieren). Urin trübe, feuerrot; nach langem Pressen geht tropfenweise Urin ab; fortwährender Harndrang; durchstreckt den Rücken; viel Durst.
Auslöser: Erkältung, Bakterien.

Belladonna
Dosierung: C30 in Wasser, ½-stündlich, max. 6 Gaben

Ständiger Harndrang, häufiges Urinieren (bei geringster Neufüllung der Blase); uriniert tropfenweise!, schmerzhaft! Urin trübe, blutig; Zittern; Unruhe.
Auslöser: Kälte, Nässe, Bakterien.

Cantharis
Dosierung: D6, ½-stündlich, max. 8–10 Gaben

Brennnesseltee zusätzlich geben!, wirkt harntreibend und heilsam. 1 Beutel oder 1 gehäufter Teelöffel auf 1 Tasse. Oder Urtica Urtinktur, 2-mal täglich 2 Tropfen.
Hinweis: Passt zu jeder angegebenen Arznei.

Urtica
Dosierung: 1–2 Tassen je Tag, ca. 4–6 Tage

Pulsatilla
Dosierung: D12, stündlich, max. 6 Gaben

Wechselhafte Symptome (mal so/mal so); tropfenweises Harnlassen, verliert auch Urin, viel Harndrang, Harnlassen schmerzt; Urin wasserhell, gelb-braun; wenig Durst.
Auslöser: Erkältung! Bakterien, Rolligkeit.

Nux vomica
Dosierung: D6, stündlich, max. 8 Gaben

Krampfhaftes Harnen; jeweils wenig Urin; Schmerzen sofort nach Urinieren; hochgekrümmter Rücken; berührungsempfindlich, angespannt, übellaunig, schreckhaft.
Auslöser: Kälte, Medikamentennebenwirkung.

Mercurius corrosivus*
Dosierung: D12, stündlich, max. 6 Gaben

Fortgesetzter Harndrang (wie zwanghaft) mit jeweils wenig Harnmenge; viel Harnpressen; trüber, schleimiger, blutiger Urin; schmerzhaftes Harnlassen!; evtl. Fieber.
Verschlechterung: Nachts, Bett-/Korbwärme.

Blasenschwäche, Unsauberkeit, Markieren

Ursachen: Sind bei Ihrer Katze oder Ihrem Kater keine nervlich-seelischen Auslöser festzustellen (z. B. neuer Besitzer, neue Umgebung/Möbel, Stress, Eifersucht, Vernachlässigung, Katzenüberbesatz, unsauberes Klo) oder Hypersexualität, weswegen sie/er z. B. auf den Boden oder an Gegenstände uriniert oder überall markiert, dann suchen Sie den Tierarzt auf. Weitere Ursachen sind z. B. das Alter, Hormonveränderungen, Kastration, chronische Harnblasen- und Nierenerkrankungen.

Phosphorus
Dosierung: C30 in Wasser, 1-mal täglich, max. 6 Tage

Der Typ hat sehr feine »Antennen«, uriniert/markiert z. B. durch fehlende Beachtung!; Eifersucht, Stress, wechselnde Bedingungen, neue Katze/n. Hoher Sexualtrieb. Feingliedrige, schreckhafte, liebe und launenhafte Katze mit häufig rötlicher Fellfärbung.
Verschlechterung: Kälte.

Folge von Alleinsein, Eifersucht; zur Zeit von Geschlechtsreife(!)/Rolligkeit; nach Kastration; neue Katze. Liebt Nähe und Streicheln, ist unterwürfig; passt sich an; ist jedermanns Freund, hat wechselhaftes Verhalten.

Pulsatilla
Dosierung: C30 in Wasser, 1-mal täglich, max. 6 Tage

Nervlich übererregte/r Katze/Kater mit sehr starkem Sexualtrieb, die/der überall sein Revier markiert oder Urin lässt (unbeeindruckbar!); Folgen von Eifersucht, Alleinsein, Stress.

Hyoscyamus*
Dosierung: C30 in Wasser, 1-mal täglich, max. 5 Tage

Kann in Gegenwart anderer nicht urinieren, macht evtl. ins Zimmer (weil dort keiner guckt oder aus Protest); Blasenschwäche durch Kummer (auch des Besitzers!); chronisches Nierenleiden. Fremdelnd, reserviert, empfindsam, aber hart im Nehmen.
Verschlechterung: Kummer, Streit, Strafe.

Natrium chloratum
Dosierung: C30 in Wasser, 1-mal täglich, max. 6 Tage

Sehr saubere Katze, bei der alles »nach Plan laufen« muss; ein unsauberes Klo und ein Durcheinander sind nicht ihr Ding; uriniert aus Protest/aus Aggression. Ruheloser Typ, unsicher, daher rasch aggressiv; magert bei Krankheit schnell ab. Nierenleiden.
Verschlechterung: Ab Mitternacht.

Arsenicum album
Dosierung: D12, 2-mal täglich, max. 5 Tage

Alte Katze, die aus Altersbeschwerden neben das Katzenklo oder anderswo uriniert; Orientierungsprobleme; sie ist im Alter plötzlich scheu und furchtsam.
Verschlechterung: Luftzug, nasse Kälte.

Barium carbonicum*
Dosierung: D12, 1-mal täglich, max. 6 Tage

Blasenschwäche, Unsauberkeit als Folge von ...

... Sterilisation, Kastration!, Trächtigkeit, Rolligkeit, Alter. Dominante Katze mit Bewegungsfreude, die sich absondert. Schwache Blase oft nachts; viel Harndrang.
Besserung: Bewegung.

Sepia
Dosierung: C30, 1-mal täglich, max. 5 Tage

Thuja
Dosierung: C30, 1-mal täglich, max. 5 Tage

Folge von Impfung!, Infektionen. Läuft oft, um Urin zu lassen, aber stets wenig (als wäre die Blase nie richtig geleert); Harntröpfeln; schwache Blase.
Verschlechterung: Nasse Witterung.

Causticum
Dosierung: D12, 2-mal täglich, max. 6 Tage

Folge von Harnverhalten, Überlaufblase; Folgen von Verletzung der Blase/Harnröhre; verliert unwillkürlich Urin oder sitzt lange, bis der Urin zu fließen beginnt.
Verschlechterung: Kälte, trockenes Wetter.

Arnica
Dosierung: C30 in Wasser, 1-mal täglich, max. 6 Tage

Folge von Trauma sowie Verletzung, von Geburt, von Operation. Hat danach Blasenschwäche, verliert Tropfen/größere Mengen; überempfindlich gegen Berührung.
Verschlechterung: Annäherung.

Nierenschwäche (Niereninsuffizienz), chronische

Sie entwickelt sich schleichend über Monate bis Jahre. Bis die Symptome bei der Katze deutlich zu erkennen sind, ist ihre Nierenfunktion oft schon erheblich eingeschränkt. Frühe Symptome können Bluthochdruck, Ödeme, vermehrter Durst und vermehrtes Harnlassen (evtl. mit Blut) sein. Ferner wechselhafter bis kaum Appetit; Leistungsabfall; blasse Schleimhäute (Blutarmut), Abmagerung, stumpfes Fell, Austrocknung; zudem Erbrechen/ Durchfall bis hin zu Apathie, Atemnot. Ursachen: Diabetes mellitus; Entzündung der Nierenkörperchen; Nierenfehlbildung; Herz/Blutgefäß-Erkrankung; nierenschädigende Medikamente (z. B. Antibiotika; Schmerzmittel); Impfung. Katze sollte Ruhe, Nieren-Diätfutter und ausreichend frisches Wasser erhalten! Zum Tierarzt! Homöopathie begleitend anwenden.

Basistherapie

Nur anzuwenden bei chronischer Nierenschwäche; sonst nur nach Rücksprache mit dem Tierarzt.

Solidago virgaurea*
Dosierung: D1, 1–2-mal täglich, länger geben

Bewährt zur Entgiftung, Harntreibung, wenn die Katze wenig und evtl. sehr verzögert Harn lässt, wenn der Urin trübe, dunkelgelb oder rotbraun ist.

Lespedeza Sieboldii*
Dosierung: D2, 1–2-mal täglich, ca. 10 Tage, ggf. wiederholen

Kann die Ausscheidung harnpflichtiger Stoffe fördern (vor allem Harnstoff) und somit zur Entgiftung/Entlastung des Blutes und der Niere beitragen.

Equisetum arvense*
Dosierung: D2, 1–2-mal täglich, ca. 10 Tage

Wenn Wasseransammlungen im Gewebe auftreten, eine Entwässerung gefordert ist, dann ist Ackerschachtelhalm richtig. Katzen dürfen es nicht rein pflanzlich erhalten.

Nierenschwäche, weitere Arzneien

Arsenicum album
Dosierung: C30 in Wasser!, 2-mal täglich, max. 3 Tage, 3 Tage Pause, evtl. wiederholen

Eine wichtige Arznei. Viel Durst(!) (häufige kleine Mengen); viel Urinieren; Ödeme; wechselhafter Appetit; appetitlos; Erbrechen; evtl. Durchfall; Abmagerung; Schwäche (oft mit Unruhe); Blutarmut; stumpfes Fell, Apathie; rasch sinkende Lebenskraft.
Verschlechterung: Nachts, Kälte.

Phosphorus
Dosierung: D12, 2-mal täglich, max. 4 Tage, 4 Tage Pause, evtl. wiederholen

Häufiges und reichlicher Harnlassen und großer Durst; appetitlos; frisst nachts ihr Futter auf; erbricht evtl.; Zittern; Erschöpfung; Bluthochdruck; Anämie; Herzleiden; Diabetes mellitus!
Besserung: Ruhe, Schlaf.

Acidum nitricum
Dosierung: D12, 2-mal täglich, max. 4 Tage, 4 Tage Pause, evtl. wiederholen

Übel riechender Urin (wie Pferdeharn); uriniert häufig; unterbrochenes Urinieren; appetitlos; launenhafter Appetit; hat Appetit auf Ungewöhnliches; trinkt, sobald sie etwas frisst; Schwäche; wirkt matt und doch reizbar; Abmagerung; Magen-Darm-Beschwerden.
Verschlecherung: Kälte.

GESCHLECHTSORGANE, WEIBLICH

Durchschnittliche Richtwerte für Geschlechtsreife, -zyklus der unkastrierten Kätzin

Erste Rolligkeit:	ca. 6.–12. Lebensmonat (Hauskatzen) bis ca. 20. Lebensmonat (Rassekatzen). Auch je Geburtszeit
Rolligkeits-Zyklen:	2–4-mal im Jahr (Hauptzeiten: März bis Mai/Juni und im Herbst)
Rolligkeits-Dauer:	ca. 3–4 Tage und länger
Trächtigkeit/Dauer:	63 Tage +/– 6 Tage ab dem Zeitpunkt des Deckens

Ausbleiben der Rolligkeit (»stille Rolligkeit«)

Ursachen: Katze ist noch nicht geschlechtsreif; sozialer Druck in einem Katzenrudel; isolierte Haltung; vielfacher Stress, ungünstige Beleuchtungsverhältnisse; Parasitenbefall; schwächende Erkrankungen; Unter- oder Fehlentwicklung der Eierstöcke.

Pulsatilla
Dosierung: C6, 2-mal täglich, max. 3 Wochen

Durch sozialen Druck im Katzenrudel (da unterwürfig); typbedingt ausbleibende Rolligkeit (»Zuspätkommerin«), durch Eierstockunterfunktion; ungünstige Lichtverhältnisse. Freundliche, anhängliche, mollige, wechselhafte »Schmusekatze«, die Frischluft liebt.

Graphites
Dosierung: D12, 2-mal täglich, max. 7 Tage

Trägheit wie »schieb-mich-zieh-mich«, nicht leicht zu animieren, aber agiler durch Aufenthalt im Freien; gefräßig!; gewichtig; Hormonmangel; Schilddrüse; Problemzonen: Ohren, Haut, Analdrüsen.

Ignatia
Dosierung: C30, 1-mal täglich, max. 5 Tage

Folge von seelischer oder/und körperlicher Anstrengung, Kummer, Schwächung. Launenhafte und sensible Katze, die sich zurückzieht oder wie aufgekratzt oder »hysterisch« ist und auch plötzlich mal beißt, evtl. viel miaut (jammert) und tief Luft holt (»seuzft«).

Freundlicher Typ, eher unkompliziert, friedfertig, nicht dominant/nicht unterwürfig, eher halbherzig in vielem. Spätentwicklerin! Unterfunktion der Eierstöcke; Übergewicht.

Calcium carbonicum
Dosierung: D12, 2-mal täglich, max. 10 Tage

Ausbleibende Rolligkeit durch chronische Erkrankung der weiblichen Geschlechtsorgane; durch Fehlfunktion der Eierstöcke. Nicht nähesuchend; separiert sich; liebt Bewegung, sucht Streit, setzt sich durch oder ist gleichgültig und für sich.

Sepia
Dosierung: D6, 2-mal täglich, ca. 7 Tage

Dauerrolligkeit (Nymphomanie)

Symptome: Dauerhaft bestehende Anzeichen von Rolligkeit; vielfaches Miauen/Schreien; Unruhe; Harnmarkieren; Fressunlust; Abmagerung; glanzloses Fell. Ursachen: Stimulation zum Eisprung fehlt (Paarung); isolierte Haltung; nicht zurückentwickelte Eizellen/-bläschen, dadurch Zystenbildung; Hormontherapie in der Vorgeschichte. Tierarzt ist vonnöten, Homöopathie begleitend anwenden.

Eierstockzysten (oft links), Dauerrollig durch Stress, neue Umgebung, neue Mitbewohner, Konkurrenz, Hormontherapie. Überaktive, dominante Katze mit Misstrauen und oft Eifersucht. Teils extrem rollig; gerät in Rage, wirkt überregt, wird plötzlich aggressiv.
Verschlechterung: Nach Schlaf, Festhalten.

Lachesis
Dosierung: LM6, 1-mal täglich, max. 6 Tage

Symptome: Grazile Katze des »erotischen Typs«, die liebreizend Streicheln einfordert, dies sehr mag, aber plötzlich widerwärtig sein kann; oft unterwegs der Liebe wegen. Dauerrollig durch Übererregung, Stress, Isolation, Fehlfunktion der Eierstöcke; markiert Harn.
Verschlechterung: Alleinsein.

Phosphorus
Dosierung: C30 in Wasser, 2-mal täglich, max. 4–5 Tage

Platinum*
Dosierung: D8, 2-mal täglich, max. 6 Tage

Katze, die »hochnäsig« und stolz wirkt, extrem rollig sein kann, ggf. Harn markiert, zittert, aggressiv reagiert. Kapriziöse Katze, die Beachtung will und sich bei Berührung in die Rolligkeitsgefühle hineinsteigern kann. Eierstockzysten (ein-/beidseitig).

Ignatia
Dosierung: C30 in Wasser, 2-mal täglich, max. 5 Tage

Dauerrollig durch Kummer (z. B. Trennung, Ortswechsel, Tierheim, Kummer des Halters). Plötzlicher Wechsel zwischen niedergeschlagen und gut gelaunt; »hysterisches« Verhalten, sensibel, ständiges Jammern, tiefes Luftholen (wie Seufzen); schreckhaft.
Besserung: Ablenkung.

Lilium tigrinum
Dosierung: D30, 1-mal am Tag, max. 3–4 Tage

Auffallend extrem im Verhalten: mal hochgradig sexuell erregt, hektisch und wie wild; mal widerwärtig und bissig (wie zornig); mal reserviert und niedergeschlagen. Drückt ihr Hinterteil evtl. häufiger gegen einen Widerstand (z. B. Möbelstück).
Verschlechterung: Warme Räume.
Besserung: Ablenkung, Bewegung.

Milchdrüsenentzündung (Mastitis)

Kann auch bei Kätzinnen auftreten, die nicht säugen (z. B. bei Scheinträchtigkeit). Rötung, Hitze, Schwellung, ggf. Berührungsschmerz einer Drüse oder der ganzen Milchleiste; Fieber, Mattigkeit, wässriger, blutiger bis eitriger Milchfluss. Ursachen: Überbeanspruchung, Verletzung, Bakterien. Pflege: Kühlung, äußerlich *Echinacea*-Tinktur 1:10 mit Wasser verdünnt.

Belladonna
Dosierung: C30, 2-stündlich, 4 Gaben

Rot, warm bis heiß, geschwollen; berührungsempfindlich; Durst; vor Entzündung evtl. ungewohnt gereizt; hilft rasch, wenn im akuten Stadium gegeben.
Verschlechterung: Berührung, Druck.

Nach Belladonna, wenn dieses nicht geholfen hat. Teigartige oder wie zum Platzen gefüllte oder harte, blassrote, rote Schwellung, Wärme bis Hitze; evtl. Fieber, Sekret.
Verschlechterung: Wärme!

Apis
Dosierung: C30, 2-stündlich, 4 Gaben

Harte Schwellung der Milchdrüse/-leiste; warm, heiß, schmerzhaft; Milchsekret: wässrig, eitrig. Auch bei nicht Säugenden/Scheinträchtigen bewährte Arznei.
Hinweis: Fieber ist möglich.

Phytolacca
Dosierung: D12, 2-stündlich, max. 7 Gaben

Extrem schmerz-/berührungsempfindlich! Eitriges Sekret, aber nicht so harte Milchdrüse; empfindlich gegen Kühlung und Kälte! Sucht Wärmequelle.

Hepar sulfuris
Dosierung: C30, stündlich, max. 5 Gaben

Mastitis nach Prellung, stumpfer Verletzung; rot, heiß, geschwollen, sehr berührungsempfindlich; wässrig-blutiges Sekret.

Arnica
Dosierung: C30, 2-stündlich, max. 4 Gaben

Harter Knoten am Gesäuge, Folge von Stoß, Schlag, Prellung oder tumorartige, harte Schwellung; Druck ist verträglich.

Conium*
Dosierung: D6, 2-mal täglich, max. 10 Tage

Rheuma (Sehnen, Muskeln, Gelenke)

Unter »Rheuma« (griech. = reißender, ziehender Schmerz) fallen alle Krankheiten des Bewegungsapparates, die nicht durch Verletzung, Infektion oder tumoröse Veränderung ausgelöst sind. Sind Gelenke betroffen (nicht infektiöse Gelenkentzündung), so schwellen diese an bis hin zum Gelenkerguss. Symptome: Schmerz, Lahm-, Steifheit (oft schubweise auftretend, schlechter/besser in Ruhe, durch Bewegung, Wärme, Kälte), Schwellung, Verhärtung, wandernde Muskel-Gelenk-Leiden, evtl. Mattigkeit, wenig Appetit. Auslöser: z. B. Alter, Stoffwechsel, Ernährung, Eiterherde, Klima, Impfung. Die tierärztliche Diagnose ist notwendig.

Rheuma, besser durch Bewegung

Rhus toxicodendron
Dosierung: D12, 2-mal täglich, ca. 5 Tage

Die Katze »läuft sich ein«; geht erst lahm/klamm, aber zunehmend besser; Schmerz/Lahmheit kehrt nach dem Gehen evtl. wieder. Akut, weniger akut.
Verschlechterung: Nässe; Kälte.
Bereich: Beine, Rücken, Hals.

Pulsatilla
Dosierung: D12, 2-mal täglich, max. 1 Woche

Veränderliche Beschwerden (mal so/mal so). Besserung durch Kälte, sucht kühle Plätze, braucht frische Luft. Sanfter Typ; angepasst, schmusig; sucht Nähe/Anschluss, aber auch wechselhafte Launen. Akut, weniger akut.
Verschlechterung: Wärme.
Bereich: Beine, Hüfte, Schulter.

Rhododendron
Dosierung: D6, 2-mal täglich, ca. 4–7 Tage

Wetterfühligkeit; rheumatische Beschwerden schlechter vor/beim Erscheinen von Regen, Sturm oder Gewitter; sie sind wechselhaft. Akut, weniger akut, chronisch.
Bereich: Beine, Hals, Schulter.

Schlechter durch Nässe, Kälte; durch Wechsel von warm zu kalt! (Jahreszeit; Wetter; von drinnen/warm nach draußen/kalt). Rheuma wechselt mit Haut- oder Atembeschwerden. Akut, weniger akut.
Bereich: Hals, Lende.

Dulcamara
Dosierung: D6, 2-mal täglich, ca. 4–7 Tage

Rheuma, schlechter durch Bewegung

Passt auch zu *Rhus toxicodendron* unter »Rheuma, besser durch Bewegung«, da schlechter nach der Bewegung.

Jede Bewegung schmerzt! Katze liegt auf der schmerzhaften Seite; evtl. auch besser durch fortgesetzte Bewegung. Gereizt, wenn sie nicht in Ruhe gelassen wird; viel Durst.
Verschlechterung: Bewegung.
Bereich: Alle Bereiche.

Bryonia
Dosierung: D6, 2-mal täglich, max. 7 Tage

Verträgt keine Berührung (Furcht, Ausweichen, Schmerzlaute, gereizt); häufiger Lagewechsel im Liegen, will ihre Ruhe; liegt viel; wenig Energie; ggf. Herzbeschwerden.
Besserung: Häufiger Lagewechsel.
Bereich: Alle Körperbereiche.

Arnica
Dosierung: C30 in Wasser, 2-mal täglich, max. 4 Tage

Rheuma im Hals-, Rücken- und Lendenbereich

Passt hinsichtlich Rheuma auch zu *Rhus toxicodendron* unter »Rheuma besser durch Bewegung«, *Arnica* unter »Rheuma, schlechter durch Bewegung«.

Rücken-Lenden-Bereich steif und lahm; kann sich schwer/kaum bewegen; anfallsweise auftretend; sehr schmerzhaft, empfindlich gegen Berührung, Geräusche; sucht warme Plätze. Akut, chronisch.
Verschlechterung: Nässe, Kälte.

Nux vomica
Dosierung: D6, 3-mal täglich, max. 7 Gaben

Mercurius solubilis
Dosierung: D12,
3-mal täglich,
max. 6 Gaben

Bewegung bessert; Rücken-Lenden-Bereich; staksige Bewegung; Katze riecht ungut; häufige Lagewechsel. Evtl. auch Zahn- oder Augenbeschwerden.
Auslöser: Nasskaltes Wetter.

Causticum
Dosierung: D12,
3-mal täglich,
max. 7 Gaben

Rücken-, Halsbereich; krampfhaft nach einer Seite gehaltener Kopf (oft rechts)(!) oder steif im Rücken; kann von Sitz/Platz schwer/kaum hochkommen. Akut, weniger akut.
Verschlechterung: Zugluft, trockene Kälte.

Gelenkentzündung, nichtinfektiöse (Arthritis)

Gehört zu den rheumatischen Erkrankungen, sehen Sie unter »Rheuma«. Zu Verletzungen lesen Sie bitte im Kapitel »Erste Hilfe«.

Gelenkentzündung, akut

Belladonna
Dosierung: C30,
stündlich,
max. 5 Gaben

Schwellung, Hitze, Schmerz des Gelenks; Katze geht akut lahm; jede Erschütterung und Berührung schmerzt; viel Durst, evtl. erhöhte Temperatur.
Verschlechterung: Kälte.

Apis
Dosierung: D6,
stündlich,
max. 8 Gaben

Ödematöse Schwellung (wassersuchtartig oder teigartig, auch hart); jede Berührung schmerzt sehr; Bewegung fällt schwer; matt, zittrig, auch nervös, ruhelos.
Verschlechterung: Wärme!

Bryonia
Dosierung: D6,
stündlich,
max. 8 Gaben

Gelenkschwellung; Erguss; jede Bewegung schmerzt!, aber Druck bessert!; liegt auf der schmerzhaften Seite; großer Durst; will in Ruhe gelassen werden.
Besserung: Lokale Wärme.
Bereich: Knie-, Schulter-, Sprunggelenk.

Kälte bessert eindeutig(!) (örtlich); sucht Kühlung; wenig Gelenkerguss; Lahmgehen teilweise besser oder schlechter durch Bewegung. Akut, chronisch.
Bereich: Oft Fußgelenke, Knie.

Ledum
Dosierung: D6, stündlich, max. 8 Gaben

Gelenkentzündung, weniger akut

Passt auch zu *Ledum* unter »Gelenkentzündung, akut«, *Rhus toxicodendron* unter »Rheuma, besser durch Bewegung«.

Wandernde Beschwerden (erst links, dann rechts; von oben nach unten); Arthritis tritt schubweise auf; mit Urinveränderung, mit Augenleiden; Sehnen-, Muskelbeschwerden.
Verschlechterung: Ruhe, Druck.

Acidum benzoicum*
Dosierung: D12, 3-mal täglich, max. 4 Tage

Veränderliche Beschwerden; mal hier/mal dort; mal mehr/mal weniger Lahmheit. Katze leidet, klebt »am Rockzipfel«, sucht Kühlung, liebt Massage und Trost; wenig Durst.
Besserung: Langsames Gehen

Pulsatilla
Dosierung: D6, 3-mal täglich, max. 5 Tage

Folge von Impfung, auch von Infektionen; plötzliches Auftreten und Nachlassen der Beschwerden; wechselhaftes Lahmgehen; Knacken der Gelenke. Auch chronisch.
Besserung: Bewegung, Wärme.

Thuja
Dosierung: C30 in Wasser!, 2-mal täglich, max. 4 Tage

Im Frühjahr und Herbst schlechter; Arthritis wandert häufig von der linken zur rechten Seite; geringste Bewegung/Berührung schmerzt; Gelenkschwellung; ggf. Blähungen.
Verschlechterung: Nasskaltes Wetter.

Colchicum*
Dosierung: D6, 3-mal täglich, max. 4 Tage

Gelenkentzündung, chronische (Arthrose)

Wurde bei Ihrer Katze Arthrose festgestellt, so ist diese nicht heilbar, wobei man ihre Beschwerden durch Homöopathie lindern kann. Die Arthrose beginnt mit Veränderungen der knorpeligen Gelenkoberfläche. Der Knorpel, der normalerweise glatt ist, weist Unebenheiten auf, die Knorpelschicht wird dünner, bis sie teilweise verloren geht. Der Gelenkspalt verschmälert sich, und die Gelenkkapsel verliert ihre Elastizität. In späteren Stadien reagiert auch der Knochen mit Wucherungen, bis sich evtl. das ganze Gelenk verformt. Folgen sind eingeschränkte/schmerzhafte Beweglichkeit, Lahmgehen, auch Einlaufen der Katze. Eine Arthroseform ist durch Verletzung/Überbeanspruchung entstanden, die andere Form hat sich aus einer nicht ausgeheilten Arthritis entwickelt.

Basistherapie

Urtica
Dosierung: D1, 1–2-mal täglich 1 Tablette, ca. 3 Wochen

Die Brennnessel ist Bestandteil vieler Gelenkmittel, nicht zuletzt durch ihre entzündungswidrige, ausleitende, entschlackende Wirkung.

Thuja
Dosierung: D12, 2-mal die Woche

Degenerative Prozesse, wenn z. B. Gelenk und Knochen entarten, sich Wucherungen bilden.

Weitere Mittel bei Arthrose

Traumeel
Dosierung: 1-mal täglich, 1 Tablette, max. 10 Tage

Lindert oft die Beschwerden. Wenn Sie kein Einzelmittel passend finden, kann Traumeel recht gut lindern. Aber nicht gemeinsam mit anderen Arzneien anwenden!

Rhus toxicodendron
Dosierung: D12, 1-mal täglich, max. 9 Tage

Wenn sich die Katze einläuft, ist diese Arznei oft hilfreich. Sie erhebt sich schwer, läuft zu Beginn schwer, wird während der Bewegung besser, zeigt nach dem Gehen evtl. wieder Beschwerden.
Verschlechterung: Kälte, Nässe!
Hinweis: Passt gut vor *Causticum*.

Die Katze vermeidet Bewegung, möchte am liebsten nicht laufen, ist schwer zu bewegen, sie läuft sich evtl. ein, hat aber bald wieder Beschwerden beim Gehen.
Besserung: Ruhighaltung, Bandage.

Bryonia
Dosierung: D6, 2-mal täglich, max. 12 Tage

Schwere Formen von Arthrose; steife Bewegung, Katze erhebt sich schwer vom Liegen und Sitzen, geht bei fortgesetzter Bewegung besser; Besserung bei warm-feuchter Witterung; knackende Gelenke.
Verschlechterung: Zugluft, trockenes Wetter.

Causticum
Dosierung: D12, 1-mal täglich, 7 Tage, ggf. wiederholen

Bei gleichzeitigem Nierenleiden oder auch Herzerkrankung kann dieses Mittel durchaus hilfreich sein. Urin ist evtl. dunkel gefärbt oder im Endstrahl dunkel.

Acidum benzoicum*
Dosierung: D6, 2-mal täglich, max. 2 Wochen, evtl. nach Pause wiederholen

Deformiertes Gelenk, deformierte Knochen, vor allem im Bereich Schulter, Hüfte, Knie. Kann vor *Calcium fluoratum* gegeben werden.

Calcium carbonicum
Dosierung: D6, 2-mal täglich, 5 Tage geben, 7 Tage Pause, 4 Tage geben

Wechselhafte Beweglichkeit, mal besser/mal schlechter bei Bewegung. Katze liebt Wärme, warme Plätze. Oft bewährtes Mittel bei Arthrose.

Calcium fluoratum
Dosierung: D6, 2-mal täglich, 5 Tage geben, 7 Tage Pause, 5 Tage geben

---

Sehnenüberbeanspruchung/ -verletzung

Symptome: Je nachdem, welche Sehne betroffen ist, sind z. B. unterschiedlich stark ausgeprägte Lahmheit, eingeschränkte Streckung oder Beugung der Gliedmaße oder Zehen möglich, auch Durchtreten im Sprunggelenk (Achillessehnenabriss); anderweitige Funktionsausfälle. Ursachen: Sehnenüberdehnung oder -zerreißung durch Überbeanspruchung oder Verletzung, Durchtrennung durch Schnitt oder Biss. Der Tierarzt ist vonnöten. Homöopathie begleitend anwenden.

Arnica **Dosierung**: C30, 2-mal täglich, max. 3 Tage	Durch Fall/Sturz, Verrenkung, übermäßiges Laufen auf sehr wechselhaftem Untergrund. Gemeinsam mit Rhus toxicodendron oder Bryonia, je nach Ähnlichkeit. **Verschlechterung**: Berührung.
Rhus toxicodendron **Dosierung**: D12, 3-mal täglich, max. 4 Tage	Überbeanspruchte Sehnen!; überdehnte oder gezerrte Sehnen und Bänder; geringes/mittel/hochgradiges Lahmgehen; leichte Bewegung bessert häufig. **Verschlechterung**: Kälte.
Bryonia **Dosierung**: D6, 3-mal täglich, max. 7 Tage	Bewegt sich nicht oder sehr ungern; vermeidet Bewegung, rührt sich ungern vom Fleck; Verband bessert sehr!; warme Schwellung; Wärme/leichte Massage ist angenehm! **Besserung**: Ruhigstellung, Druck, Bandage.
Ruta **Dosierung**: D6, 3-mal täglich, max. 7 Tage	Chronische Überbeanspruchung (Sehnen, Bänder), vor allem im Zehenbereich; akute bis chronische Lahmheit, Wärme, Schwellung; auch knotige Sehnenverdickung.
Calendula **Dosierung**: D6, 3-mal täglich, ca. 7 Tage	Zerreißung von Sehnen und Bändern (auch des Knies), auch Haarrisse durch Überdehnung!; evtl. im Wechsel mit *Arnica* zu geben.
Silicea **Dosierung**: D12, 2-mal täglich, max. 9 Tage	Chronische Beschwerden der Sehnen/Sehnenscheide, der Schleimbeutel; evtl. stellenweise harte, derbe Verdickung; auch zur Nachbehandlung.
Calcium phosphoricum* **Dosierung**: D6, 2-mal täglich, max. 10 Tage	Langsame Heilung von Zerrungen, auch chronischer Überbeanspruchung. Leidet sehr unter Schmerzen; braucht Aufmerksamkeit; ist zappelig; sucht Wärme; geht immer wieder lahm. **Verschlechterung**: Kälte.

Krallenbettentzündung (Onychitis)

Symptome: Rötung, evtl. Schwellung, Berührungsschmerz (Krallenbett einer oder mehrerer Krallen); Lahmheiten; schmierige Absonderungen seitlich des Krallenbettes; schmierige Beläge; Verkrustung. Ursachen: Verletzungen mit nachfolgender (bakterieller) Infektion; Hautpilzinfektion (Onychomykose); auch in Begleitung von Virusinfektionen. Den Tierarzt aufsuchen. Homöopathie hat sich gut bewährt. Tägliches Baden der Pfote in Grüner Seife (in der Apotheke erhältlich) ist sehr zu empfehlen.

Zur äußerlichen Anwendung! 1:7 mit abgekochtem Wasser verdünnen, erkalten lassen, einen Wattebausch tränken, die Pfote damit behandeln.

Echinacea-Tinktur
Dosierung: 1–2-mal täglich, max. 7 Tage

Wenn im akuten Stadium bemerkt. Rötung, evtl. Schwellung (hart oder teigartig); Berührung schmerzt sehr! Kühlung bessert! evtl. Lahmgehen; Juckreiz; noch kaum Absonderungen.
Verschlechterung: Wärme, Berührung.

Apis
Dosierung: D6, 2-stündlich, max. 8 Gaben

Wenn Verletzung die Ursache ist und Berührung nicht geduldet wird; noch keine Eiterung zu sehen (kann diese verhüten).

Arnica
Dosierung: C30 in Wasser, 2–3-mal täglich, max. 4–5 Tage

Nach Biss oder stichartiger Verletzung, wenn Kühlung bessert (oder gesucht wird)!; evtl. Rötung und Schwellung; Schwellung kann erheblich sein.
Hinweis: Passt zu *Arnica*.

Ledum
Dosierung: D6, 3–4-mal täglich, max. 3–4 Tage

Wenn es eitert und die Katze am Krallenbett extrem berührungsempfindlich ist! Kälte ist sehr unangenehm; käsig-schmierige Absonderung; Geruch: übel oder wie alter Käse.
Verschlechterung: Kälte, Berührung.

Hepar sulfuris
Dosierung: D12, 3–4-mal täglich, max. 3–4 Tage

Silicea
Dosierung: D12, 3-mal täglich, max. 4 Tage

Dünne, weiß-gelbe, evtl. schmierige Absonderungen, die wund machen; drohende oder bestehende Eiterung (übel riechend!); berührungsempfindlich, aber nicht so extrem wie bei *Hepar sulfuris*. Akut und chronisch.
Verschlechterung: Kälte.

Hautpilzerkrankungen (Dermatomykosen)

Hautpilze brauchen zu Wachstum und Sporenbildung ein gewisses Milieu, das vor allem von der Hautbeschaffenheit, Abwehrlage und Verfassung der Katze abhängt. Auch Antibiotika können eine Hautpilzerkrankung fördern. Symptome: Abgegrenzte Hautbezirke mit abgebrochenen Haaren (Bezirke oft kreisförmig, erweitern sich nach außen); abgelöste Haarbüschel mit weißer/grauer Masse an der Wurzel; Schuppenbildung; Knötchen; Pusteln; Juckreiz. Die tierärztliche Diagnose ist vonnöten.

Echinacea-Salbe, -Tinktur
Dosierung: 2–3-mal täglich auftragen, ca. 7 Tage

Salbe oder Tinktur (äußerlich!) haben sich bei Hautpilz (kleinflächig) sehr gut bewährt, weil sie vermutlich das Hautmilieu verbessern. Auch zur Nachbehandlung.
Hinweis: Tinktur 1:5 verdünnt.

Mezereum
Dosierung: D8, 3-mal täglich, max. 7 Tage

Krusten an der Haarwurzel, bei Ablösung wird ein Sekret sichtbar (gelb, gelb-weißlich; klebrig); zerstört die Haare; sich ausbreitender Hautpilz; (starker) Juckreiz.

Mercurius solubilis
Dosierung: D12, 3-mal täglich, max. 4 Tage

Zerstört die Haare; runde Stellen; sich ausbreitend; auch ineinanderfließend; Krusten, Pusteln; scharfe Sekret/wunde Haut; viel Juckreiz (bes. nachts).
Verschlechterung: Nachts, in Bett-/Korbwärme.

Sulfur
Dosierung: D12, 2-mal täglich, max. 7 Tage

Intensiver Juckreiz, bes. durch Warmwerden (Raum, Boden, Korb); trockene Haut, Schuppenbildung; Fell riecht ungesund; sieht evtl. schmuddelig aus. Kann auch als Reaktionsmit-

tel nach Antibiotika sowie zur Nachbehandlung helfen.
Hinweis: Passt vor/nach *Mercurius*.

Hartnäckiger Hautpilz, bes. in den Falten/Beugen/Beininnenseiten; starker Juckreiz (vermehrt bei Wärme); Bildung von Schuppen (gelb, vor allem braun!).
Hinweis: Wiederholung abwarten!

Psorinum*
Dosierung: D30 in Wasser!, 2-mal täglich, max. 4 Tage

Hautentzündung (Dermatitis)

Damit ist eine die Lederhaut betreffende entzündliche Hautreaktion gemeint. Auslöser bei der Katze sind häufig Parasiten, Hautpilze oder Allergien/Kontaktallergien (auf z. B. Futtermittel, Parasiten, Chemikalien, Arzneimittel) und auch organische Ursachen. Symptome: Rötung, Schwellung, Wärme bis Hitze der Hautbezirke; Juckreiz (bes. bei Allergien, Bakterien) sowie vermehrtes Lecken. Bläschen; Pusteln; Krusten; Schorfe. Äußerlich wirkt *Traumeel*-Salbe sehr gut; *Echinacea*-Salbe bei Verdacht auf Hautpilz. Bei offenen Wunden bitte nur Tinkturen (z. B. *Calendula*- oder *Echinacea*-Tinktur) oder Desinfektionsmittel (z. B. *Octenisept*). Sachkundige Hilfe ist zu empfehlen.

Hautentzündung, akut

Plötzliche Entzündung; tritt mit Heftigkeit auf; warme/heiße, rote, geschwollene Hautpartie; extrem schmerzhaft; extrem berührungsempfindlich; Folge von Kratzen/Lecken.

Belladonna
Dosierung: C30, ½-stündlich, max. 5 Gaben

Lässt sich nicht berühren, ist widerwillig, sehr wehrhaft, ggf. Kratzen und Beißen bei Berührung; sehr entzündete Haut. Kann die Haut akut gut beruhigen.

Chamomilla
Dosierung: C30, ¼-stündlich, max. 5 Gaben

Hautschwellung; starker Juckreiz; Hautbeläge sehen blassrot und glasig aus; sehr berührungsempfindlich; nässende Absonderungen; Schwellung; Bläschenbildung.
Besserung: Kühlung.

Apis
Dosierung: C30, ½-stündlich, max. 5 Gaben

Hautentzündung, eitrig, oberflächlich

Hepar sulfuris
Dosierung: D12, 2-stündlich, max. 8 Gaben

Extrem berührungsempfindlich (da extrem schmerzempfindlich); Juckreiz; heiße Hautpartie; dick-/dünneitrige, schmierige Beläge (Strepto-/Staphylokokken) mit üblem Geruch; verträgt keine Kälte!
Hinweis: Passt vor *Silicea*.

Silicea
Dosierung: D6, 2-stündlich, max. 10 Gaben

Nässende Hautausschläge, die in Eiterung übergehen (z. B. Folge von Kratzen/Lecken); viel Juckreiz; grauer, gelber, dünnflüssiger Eiter, der stinkt!
Besserung: Wärme.

Mezereum
Dosierung: D8, 3–4-mal täglich, max. 3–4 Tage, ggf. wiederholen

Intensiver Juckreiz; Entzündung begann mit kleinsten Bläschen, dann folgt Eiterung, dann Krusten/Borken (darunter eitrige Sekrete); sehr berührungsempfindlich.

Ranunculus bulbosus*
Dosierung: D6, 3–4-mal täglich, max. 3–4 Tage

Wenn eine harte, hornige Verschorfung bleibt (nach der Entzündung); auch wie raues Sandpapier!; während/nach Eiterung. Folge von Katzenschnupfen(-Impfung) ist möglich.

Rhus toxicodendron
Dosierung: D12, 2-stündlich, max. 6 Gaben

Beginnt mit Rötung, Schwellung, Bläschen, Quaddeln. Katze hat intensiven Juckreiz, ist dabei ruhelos!; evtl. matt; Haut kann enorm anschwellen. Mögliche Folge von Impfung (Katzenschnupfen).
Besserung: Bewegung, Wärme.

Hautentzündung, mit schlechtem Allgemeinbefinden

Die 2 aufgeführten Arzneien gemeinsam anwenden.

Streuung in die Blutbahn; gering- bis hochgradig schlechtes Allgemeinbefinden; viel Durst; schwach; evtl. schwach und unruhig; ggf. Fieber; schmierig-blutig-eitrige Sekrete, übler Geruch.

Lachesis
Dosierung: C30, ½-stündlich, max. 5 Gaben

Allgemeininfektion mit Schwäche, Sepsis, Schwellung der Hautpartie; blasse oder grau-grüne, sehr übel riechende Sekrete (wie faulig), schneller Puls/kein Fieber oder langsamer Puls/Fieber.

Pyrogenium
Dosierung: C30, ½-stündlich, max. 4 Gaben

Ekzeme

Ekzeme gehören mit zum Krankheitsbild von »Hautentzündung«, daher lesen Sie bitte auch dort die Beschreibung und Arzneien. Zusätzlich zu äußeren und seelischen Auslösern können Ekzeme auch andere Ursachen haben, z. B. Stoffwechselstörungen, Futterunverträglichkeit; Magen-/Darm-/Leber-/Nierenerkrankungen. Symptome: z. B. Rötung, Schwellung, Bläschen, Juckreiz, Schorfe, Krusten, Risse, Hautverdickung. Die tierärztliche Diagnose ist vonnöten.

Ekzem, trocken, blutend, Schuppen

Großer bis extremer Juckreiz bis aufs Blut (bes. in Wärme, warmem Raum) Katze sucht Kühlung; ihr Fell riecht ungesund! Schuppenbildung! Krusten, Eiter. Selbstbewusste Katze mit Forscherdrang, die vieles erkundet und ausprobiert.
Verschlechterung: Warmwerden, Salben, Wasser.
Auslöser: Stoffwechsel, Darm, Antibiotika, Kortison, Impfung.

Sulfur
Dosierung: D12, 2-mal täglich, ca. 4–5 Tage

Phosphorus
Dosierung: C30, 1-mal täglich, 4 Tage; Pause, später wiederholen

Blutet leicht und viel (jede kleinste Wunde), erst recht nach dem Kratzen; Ekzem trocken, schuppig; Risse. Empfindlicher Stubenkasper, lieb und feingliedrig, der Ruhe und Beachtung braucht, sonst wird er aggressiv, krank oder unsauber.
Verschlechterung: Kälte; Aufregung.
Auslöser: zum Beispiel Kortison, Nieren-/Leberleiden, Stress.

Arsenicum album
Dosierung: D12, 2-mal täglich, max. 4 Tage

Kräftezehrendes Kratzen mit (großer) Unruhe; kratzt sich bis aufs Blut (bes. nachts); oft trockene Krusten, Schorfe (dunkel), Schuppen (weiß). Unsichere Katze, die aus Angst beißt, ein »Ein-Mann/Frau-Typ« und nachts sehr auffallend aktiv ist.
Besserung: Wärme auf der Haut.

Ekzem, nässend, Krusten

Passt auch zu *Psorinum* unter »Ekzem, trocken, blutend, Schuppen«.

Graphites
Dosierung: D12, 2-mal täglich, max. 5 Tage

Träge, verfressene, mollige Katze, die im Freien munterer wird. Typisch sind Sekrete oder Krusten, die wie Honig aussehen!, klebrige Sekrete; Juckreiz; Risse (evtl. blutend); die Haut verdickt sich rasch (hart, wulstig). Problemzonen: Ohren, After.
Verschlechterung: Wasser, Wärme.

Calcium carbonicum
Dosierung: D12, 2-mal täglich, max. 5 Tage

Allesfressende Katze mit wenig Elan, aber Sturheit, großem Kopf und rundem Bauch, die gerne liegt. Juckreiz; nässende Haut, die dicke feuchte, eher weißliche Krusten bildet; auch Risse; Ekzem oder Katze riecht säuerlich.
Verschlechterung: Kälte.

Schlechter nachmittags bis abends; starker Juckreiz, kratzt/leckt sich wund; haarlose Bezirke; nässendes Ekzem; klebrige Sekrete. Katze,die dominant, aber auch feige ist; Nähe okay findet, aber kein Schmuser ist; die beißt, wenn in die Enge getrieben.
Verschlechterung: Unterdrückung, Stress, Nässe.
Hinweis: Rechts, von rechts nach links.

Lycopodium
Dosierung: C30 in Wasser, 1-mal täglich, ca. 7 Tage

Ekzem, nässend mit Krusten, Eiter

Ekzem besser durch Wärme. Ruhelosigkeit; Bläschenbildung mit viel Juckreiz und Absonderung; dann Bildung von feuchten Krusten/Schorfen; Hautschwellung; Ausschläge, die sehr wund machen, das Fell zerstören.
Verschlechterung: Nasswerden, Kälte.
Hinweis: Rechts oder von links nach rechts.

Rhus toxicodendron
Dosierung: D12, 2-mal täglich, max. 5 Tage

Extrem berührungsempfindlich! (wehrt sich heftig); heftiger Juckreiz; schmierige Beläge; Eiter; infizierte Falten/Beugen; dicke Krusten/Borken; Geruch übel, wie alter Käse.
Verschlechterung: Kälte! Berührung.

Hepar sulfuris
Dosierung: D12, 2-mal täglich, max. 5 Tage

Verhaltensauffälligkeiten

Zum harmonischen Zusammenleben mit Katzen gehört das Verständnis, dass sie – trotz aller Nähe zum Menschen – von wild lebenden Vorfahren abstammen, ihren Instinkten folgen und ihrer Natur gemäß leben (möchten). Katzen »sprechen« untereinander durch bestimmte Körperhaltungen, Ohren- und Schwanzstellungen, Lautäußerungen und Blickkontakte. Da Katze und Mensch nicht die gleiche Sprache sprechen, sind Missverständnisse nicht selten, und sie können dazu führen, dass eine Katze verhaltensauffällig wird. Aber es gibt auch traumatisierte, besonders ängstliche sowie aggressive Katzen, die auf sehr viel Geduld und Verständnis ihrer Menschen angewiesen sind. Die Homöopathie kann Zeit, Geduld, Verständnis, artgerechte Haltung, Fütterung und Pflege der Katze keinesfalls ersetzen, doch ist es bei artgerechten Bedingungen sehr gut möglich, dass die Leiden Ihrer Katze durch Homöopathie gebessert und geheilt werden. In diesem Kapitel geht es um auffallende Scheu, Angst, Aggression, um Trennung und Kummer. Zu »Unsauberkeit, Markieren« lesen Sie das Kapitel »Harnwege« (Seite 67), zu Folgen von Schreck/Schock bei »Erste Hilfe« (Seite 19).

Auffallend schüchtern, scheu, ängstlich

Pulsatilla
Dosierung: LM 6, 1-mal täglich, max. 6 Tage

Überwiegend liebe, angepasste Katze, die z. B. bei Besuch, Fremden, Männern gegenüber schüchtern ist und sich versteckt (und evtl. um die Ecke guckt, wer da ist). Unterwürfig (oft »Prügelknabe« im Rudel), braucht Frischluft; liebt Nähe; leidet in warmen Räumen.
Besserung: Trost, Streicheln, Nähe.
Auslöser: Auch Alleinsein, Verlassensein.

Lycopodium
Dosierung: C30 in Wasser!, 1-mal täglich, max. 6 Tage

Katze, die dominiert, wenn sie spürt, dass dies geht. Sie sucht nicht unbedingt Kontakt, ist keine Schmusekatze und wehrt sich bei Einengung. Sie/er ist im Kern schüchtern und schreckhaft (z. B. bei Ungewohntem, Fremden), liegt gerne erhöht, ist »Herr der Lage«.
Verschlechterung: Einengung, Eifersucht.
Auslöser: Auch Ortswechsel, Strafe, Unterwerfung, Kummer.

Anspruchsvolle Katze mit Angst und Unruhe, die kopflos flüchtet, sich verkriecht oder aus Angst zubeißt, wenn ihr etwas nicht geheuer ist. Schreckhafter, empfindlicher »Ein-Frau/ Mann-Typ«, der unzufrieden und wie getrieben wirkt. Oft schlanker Körperbau.
Verschlechterung: Nachts; Platzangst.
Auslöser: Auch Alleinsein, Trennung, Aufregung, Strafe.

Arsenicum album
Dosierung: C30 in Wasser!, 1-mal täglich, max. 6 Tage

Mitfühlende Katze mit feinem Gespür, Charme, Spielfreude und viel Angst. Sie ist wie erstarrt vor Schreck bei Ungewohntem oder Stress, kann dabei aber sehr neugierig sein. Sie flüchtet auch, zittert häufig; hat z. B. Angst vor Geräuschen, Gewitter, Wind.
Besserung: Zuspruch, Futter, Ablenkung.
Auslöser: Stress, Alleinsein, Kummer, Trennung.

Phosphorus
Dosierung: C30 in Wasser!, 1-mal täglich, max. 6 Tage

Träge Katze, die zum Dickwerden neigt, sehr sesshaft ist; gerne frisst und schläft, sich unterwirft. Sie hat Angst vor Strafe, lauten Worten, Grobheiten, Dunkelheit und wenn eine neue Katze hinzukommt, die aggressiv ist. Zittert evtl. aus Angst oder ist wie erstarrt.
Besserung: Futter zur Ablenkung.
Auslöser: Grobheit, Ungewohntes, Ortswechsel.

Calcium carbonicum
Dosierung: C30 in Wasser!; 1-mal täglich, max. 5 Tage

Auffallend aggressiv

»Angstbeißer« ersten Ranges, z. B. durch Bestrafung, Annäherung von Fremden, ggf. Familienmitgliedern. Distanzierte, ruhelose Katze mit viel Ängstlichkeit; bei ihr muss alles nach Plan laufen; sie braucht Ordnung, Ruhe, eine Bezugsperson, Verlässlichkeit.
Auslöser: Auch Stress, Tierheim.

Arsenicum album
Dosierung: C30 in Wasser!, 1-mal täglich, max. 6 Tage

Aggressivität aus Eifersucht, Rivalität, während der Rolligkeit, durch Beengung; Platznot. Beißt plötzlich zu, kratzt, rauft, behauptet sich sehr!

Lachesis
Dosierung: LM 6, 1-mal täglich, max. 5 Tage

Dominante Katze, überaktiv, misstrauisch, arrogant wirkend; braucht Beschäftigung und Aufmerksamkeit; miaut evtl. viel.
Verschlechterung: Wärme, leichte Berührung, nach Schlaf.
Besserung: Bewegung, Ablenkung.

Nux vomica
Dosierung: C30 in Wasser, 1-mal täglich, max. 7 Tage

Durchsetzungsfähige, reizbare, ruhelose Katze mit Ängstlichkeit. Gerade noch freundlich, kann sie plötzlich aggressiv sein; neigt zu Rauferei, Beißerei, Streunen! Dominiert Artgenossen und ggf. die Familie. Liebe geht bei ihr/ihm durch den Magen!
Verschlechterung: Stress, Kälte; Überforderung.
Auslöser: Stress, Berührung, Tierheim.

Phosphorus
Dosierung: C30 in Wasser, 1-mal täglich, max. 6 Tage

Empfindsame Katze, die (nachdrücklich) Zuneigung sucht, sich gerne streicheln lässt, plötzlich zubeißt oder kratzt und flüchtet. Kann ein Engel und auch ein Teufel sein, aber charmant und nicht selten »kasperig«, mit einiger Ängstlichkeit.
Auslöser: Angst, Stress, Kitzeligkeit, Kummer, Nichtbeachtung.

Natrium chloratum
Dosierung: C30 in Wasser, 1-mal täglich, max. 6 Tage

Reservierte Katze, die gut allein sein kann, ein »Ein-Frau/Mann-Typ« ist, Berührung durch Fremde und große Zudringlichkeit nicht mag und deswegen aggressiv reagiert. Braver Typ, der aus Kummer (auch seines Halters) Aggressionen entwickelt.
Verschlechterung: Trösten, Zudringlichkeit.

Lycopodium
Dosierung: C30, 1-mal täglich, max. 6 Tage

Dominante und zugleich unsichere Katze, die aggressiv wird, wenn sie sich beengt fühlt, oder aus Angst/Unsicherheit/Eifersucht. Sucht Zuneigung, ist aber kein Schmuser; wehrt sich gegen Zudringlichkeit. Sie hat gerne ihre Ruhe, mag aber nicht so gerne alleine sein.
Verschlechterung: Nachmittags.

Trennung, Ortswechsel, Kummer

Akuter Kummer, wenn die Katze z. B. zu neuen Besitzern kommt, Trennung erlebt, Tierheimkatze ist. Verweigert Futter, wirkt bekümmert, wie »außer sich«, apathisch; ist evtl. aggressiv; leckt sich kahl!; läuft evtl. weg. Selbstzerstörerische Tendenz.
Besserung: Ablenkung.

Ignatia
Dosierung: C30, 2–3-mal täglich, max. 4 Gaben

Thema »Verlassensein«, weg von dem geliebten Menschen, neigt nicht zur Selbstzerstörung, sondert sich eher ab, ist apathisch, versteckt sich. Sanftmütige, zugängliche Katze mit wechselhaften Symptomen/Verhaltensweisen und Liebe zu (Katzen-)Kindern.
Besserung: Trösten, sanfte Stimmen.

Pulsatilla
Dosierung: LM 6, 2-mal täglich, max. 3 Tage

Katze erleidet z. B. Verlust ihres Freundes, ihrer Heimat, ist durch vielfache Hände gegangen, oder ihr Mensch hat Kummer. Chronischer Kummer, jammert evtl. viel, wirkt wie »in sich gekehrt«, traurig, evtl. aggressiv; ist distanziert, kann gut alleine sein, liebt Salziges.
Verschlechterung: Zudringlichkeit.

Natrium chloratum
Dosierung: C30 in Wasser, 2-mal täglich, max. 3 Tage

Durch Trauma verstörte Katze, oft schlank und hübsch mit lebhafter Mimik, die durch Stress unwillkürlich kotet und uriniert, sehr empfindsam ist, viel Geduld braucht, rasch erschreckt, zittert. Ist grundsätzlich anhänglich und lieb, aber auch plötzlich aggressiv.
Besserung: Ruhe, Geduld, Gleichmäßigkeit.

Phosphorus
Dosierung: C30 in Wasser, 2-mal täglich, max. 3 Tage

Literaturnachweis

Horzinek, M. Ch., Schmidt, V. , Lutz, H., Krankheiten der Katze; Enke Verlag, Stuttgart, 2005

Krüger, Ch. P., Praxisleitfaden Tierhomöopathie; Sonntag Verlag, Stuttgart, 2006

Loeffler, K., Anatomie und Physiologie der Haustiere, 9. Auflage; UTM für Wissenschaft Uni-Taschenbücher GmbH, Stuttgart, 2002

Marx-Holena, H., Homöopathie für Pferde, 3. Auflage; BLV Buchverlag, München, 2006

Marx-Holena, H., Der Praxis Ratgeber Homöopathie für Pferde, 2. Auflage; BLV Buchverlag, München, 2007

Marx-Holena, H., Der Praxis Ratgeber Homöopathie für Hunde, 2. Auflage; BLV Buchverlag, München, 2008

Morrison, R., Handbuch der homöopathischen Leitsymptome und Bestätigungssymptome, 2. Auflage; Kai Kröger Verlag, Groß Wittensee, 1997

Scholl, S., Dehasse, J., Verhaltensmedizin bei der Katze; Enke Verlag, Stuttgart, 2004

Steingasser, H. M., Homöopathische Materia Medica für Veterinärmediziner, 2. Auflage; Verlag W. Maudrich, Wien, 2001

Synthesis, Repertorium homoeopathicum syntheticum; Edition 7: Herausgeber F. Schroyens, Hahnemann Institut, Greifenberg, 1998

Spezielle Beratung zu Impfungen bei der Katze:
www.tierheilpraxis-sievers.de

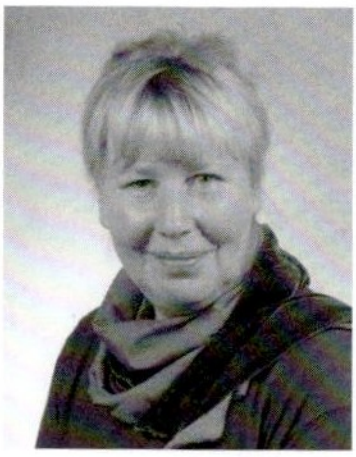

Hilke Marx-Holena, Jahrgang 1955, hat neben ihrem Studium der klassischen Homöopathie und der Homöopathie für Tiere auch eine mehrjährige Ausbildung zur Tierheilpraktikerin absolviert. Sie ist die Autorin der Erfolgstitel *Homöopathie für Pferde* (2 Bücher) und *Der Praxis Ratgeber Homöopathie für Hunde*.

hil.ma-tierhomoeopathie@t-online.de
www.homoeopathie-pferde-hunde.de

Bibliographische Information der Deutschen Bibliothek
Die Deutsche Bibliothek verzeichnet diese Publikation in der Deutschen Nationalbibliographie; detaillierte bibliographische Daten sind im Internet über http://dnb.ddb.de abrufbar.

BLV Buchverlag GmbH & Co. KG
80797 München

© 2008 BLV Buchverlag GmbH & Co. KG, München

Das Werk einschließlich aller seiner Teile ist urheberrechtlich geschützt. Jede Verwertung außerhalb der engen Grenzen des Urheberrechtsgesetzes ist ohne Zustimmung des Verlags unzulässig und strafbar. Das gilt insbesondere für Vervielfältigungen, Übersetzungen, Mikroverfilmungen und die Einspeicherung und Verarbeitung in elektronischen Systemen.

Umschlagkonzeption: Anja Masuch, Fürstenfeldbruck
Umschlaggestaltung: BLV, Timo Wenda
Umschlagfotos: oben: Tierfotoagentur R. Richter; unten: illuscope

Lektorat: Dr. Friedrich Kögel, Dr. Eva Dempewolf
Herstellung: Rosemarie Schmid
Layoutkonzept Innenteil: Buch & Konzept, München
Layout und Satz: Uhl + Massopust, Aalen

Gedruckt auf chlorfrei gebleichtem Papier

Printed in Germany
ISBN 978-3-8354-0359-8

Hinweis
Das vorliegende Buch wurde sorgfältig erarbeitet. Dennoch erfolgen alle Angaben ohne Gewähr. Weder Autorin noch Verlag können für eventuelle Nachteile oder Schäden, die aus den im Buch vorgestellten Informationen resultieren, eine Haftung übernehmen.

Eine kleine Auswahl aus unserem großen Programm

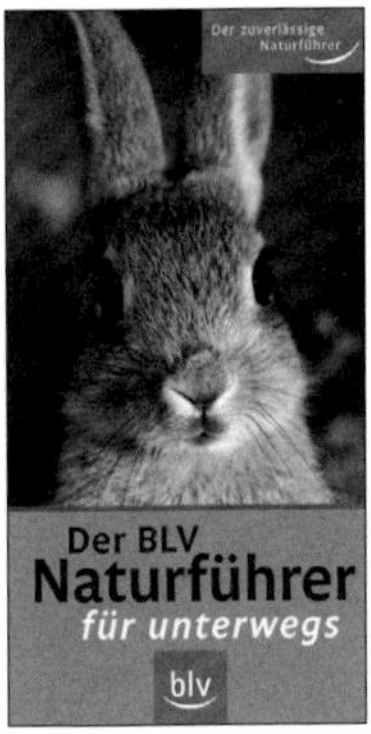

Håkan Delin/Lars Svensson
Der große BLV Vogelführer für unterwegs
Über 500 Vogelarten in detailgenauen Farbzeichnungen mit allen für die Bestimmung wichtigen Merkmalen; Verbreitungskarten, Hinweise zu Vogelbeobachtung und Artbestimmung.
ISBN 978-3-8354-0285-0

Der BLV Naturführer für unterwegs
Pflanzen und Tiere der heimischen Lebensräume Wälder, Wiesen und Felder, Feuchtgebiete, Küste und Alpen. Mit Sonderteilen: Früchte der Bäume und Sträucher, Raupen, Vogeleier, Tierspuren.
ISBN 978-3-8354-0347-5

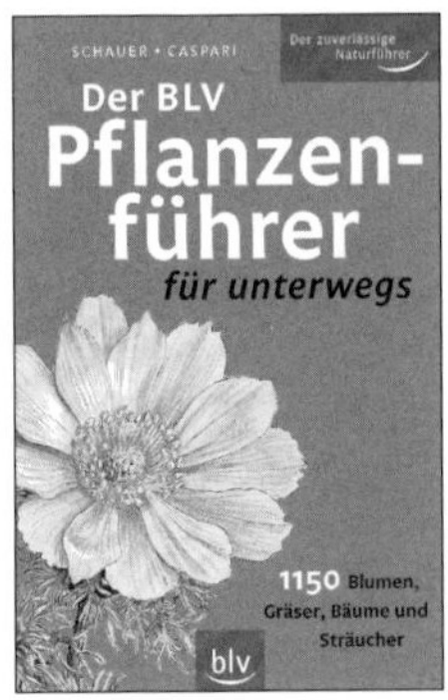

Der Tier- und Pflanzenführer für unterwegs
Das kompakte Bestimmungsbuch mit 900 Tier- und Pflanzenarten und 1350 Farbfotos – ideal für unterwegs; mit bis zu 5 Fotos pro Art und Sonderteilen, die das Bestimmen zusätzlich erleichtern.
ISBN 978-3-8354-0019-1

Thomas Schauer/Claus Caspari
Der BLV Pflanzenführer für unterwegs
Das vollständigste populäre Pflanzen-Bestimmungsbuch nach Blütenfarben: über 1150 Blütenpflanzen Mitteleuropas mit 1600 detailgenauen Farbzeichnungen.
ISBN 978-3-8354-0354-3

Die zuverlässigen Berater

BLV Bücher bieten mehr:

- mehr Wissen
- mehr Erfahrung
- mehr Innovation
- mehr Praxisnutzen
- mehr Qualität

Denn 60 Jahre Ratgeberkompetenz sind nicht zu schlagen!

Unser Buchprogramm umfasst über 750 Titel zu den Themen **Garten · Natur · Heimtiere · Jagd · Angeln · Sport · Golf · Reiten · Alpinismus · Fitness · Gesundheit · Kochen.** Ausführliche Informationen erhalten Sie unter **www.blv.de**

BLV Buchverlag GmbH & Co. KG
Lothstraße 19 · 80797 München
Postfach 40 02 20 · 80702 München
Telefon 089/12 02 12-0 · Fax -121
E-mail: blv.verlag@blv.de

blv

MEHR ERLESEN!